COURS ÉLÉMENTAIRE

DE

PATHOLOGIE CHIRURGICALE.

COURS ÉLÉMENTAIRE

DE

PATHOLOGIE CHIRURGICALE

D'APRÈS LA DOCTRINE DE L'ÉCOLE DE MONTPELLIER,

PROFESSÉ A LA FACULTÉ DE MÉDECINE

PENDANT LE SEMESTRE D'ÉTÉ 1845 ;

PAR ALˢ ALQUIÉ ,

Professeur-Agrégé à la Faculté de Médecine de Montpellier ; Lauréat de la Faculté de Montpellier et de l'Académie royale de Médecine de Paris ; ex-premier Chirurgien-Interne à l'Hôtel-Dieu St-Éloi ; ex-Chef de clinique chirurgicale ; Chef des Travaux anatomiques de la Faculté de Montpellier ; ex-Prosecteur-adjoint ; Professeur particulier de sciences médicales, etc.

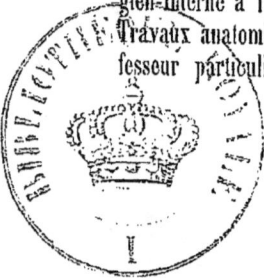

MONTPELLIER,

CHEZ L'AUTEUR , RUE PUITS—DES—ESQUILLES , 12.

1845.

IMPRIMERIE DE RICARD FRÈRES.

COURS ÉLÉMENTAIRE

DE

PATHOLOGIE CHIRURGICALE.

LIVRE PREMIER.

PATHOLOGIE CHIRURGICALE GÉNÉRALE.

—

CHAPITRE PREMIER.

PHILOSOPHIE DE L'ÉCOLE DE MONTPELLIER APPLIQUÉE A LA CHIRURGIE (1).

Messieurs,

Si l'homme a le droit de se croire supérieur à tous les êtres vivants qui aspirent à se rapprocher de lui, c'est

---

(1) Cette partie forme le discours prononcé à l'ouverture de ce cours, le 21 Avril 1845.

lorsque, manifestant son intelligence, il recherche les causes et les rapports des choses entre elles, qu'il dirige ses actes raisonnés, qu'il déduit de l'observation des conséquences ingénieuses, et que par elle il découvre des faits nouveaux. L'exercice de cette fonction élevée a produit les plus belles connaissances humaines, et a été la source de l'admiration des siècles pour Hippocrate, Platon, Galien, Bacon, Newton, Voltaire, d'Alembert, Barthez, et pour tous les grands hommes qui ont imprimé aux sciences le cachet de la raison supérieure qui les animait.

Apprécier les principes et l'influence réciproque des divers phénomènes de la nature, tel est le rôle de la pensée, tel est le but de la philosophie. Comment donc ne pas comprendre le prix de cette noble prérogative humaine, à laquelle les sciences doivent leurs bases et leurs plus solides progrès? Comment ne pas sentir que la généralisation élève autant l'homme qu'elle ennoblit la science? « L'étude des grands principes, disait le professeur Chaptal (Discours solennel; Montp., 1797, p. 8), agrandit l'âme, repose l'esprit, donne de l'aliment au génie, et fait avaler pour ainsi dire la science d'un seul trait. » Telle est aussi l'idée-mère de la doctrine de notre École, qui appelle constamment ses disciples à l'exercice de l'intelligence et des préceptes de la saine philosophie. C'est elle qui, développant l'esprit de l'homme de l'art, élève le jugement et la pratique au-dessus de l'empirisme, et nous rend dignes de la qualification flatteuse donnée par Hippocrate au véritable médecin, quand, le rapprochant de la divinité, il le dit : ἰητρὸσ γὰρ φιλόσοφοσ ἰσόθεοσ.

Long-temps bornée à ce qu'elle a de purement manuel, abandonnée à des mains ignorantes et mercenaires, la chirurgie ne semblait pas susceptible de comprendre les dogmes de la philosophie médicale. Réduite par les Arabes et la plupart des Arabistes à l'application aveugle d'emplâtres et de machines barbares, la pathologie chirurgicale ne paraissait pas mériter l'attention des hommes de savoir et de génie. Nous devons toutefois le dire avec une sorte d'orgueil : c'est dans l'École de Montpellier que la chirurgie reçut une animation puissante, une impulsion digne de notre belle science ; c'est dans notre École, au moment où elle était si rabaissée, au 14me siècle, que le célèbre Guy-de-Chauliac protestait éloquemment contre l'empirisme grossier des hommes de son époque, relevait par ses brillantes leçons la chirurgie méprisée, et préludait ainsi à la composition de son immortel ouvrage, le seul guide des praticiens durant plusieurs siècles. C'est à ce titre que notre Bordeu a pu dire de l'illustre professeur du moyen-âge : « Nous n'en trouvons point qui aient valu un Guy-de-Chauliac, médecin de Montpellier. » (Œuvres complètes, tom. II, pag. 586.)

Méfiez-vous donc, Messieurs, de ces théories mesquines défendues par l'école de Richerand (1) (Nosogr. chirurg., tom. I, int. viij, 1re édition), qui semblent s'insurger

---

(1) Afin de n'être pas accusé d'exagérer les principes des auteurs que nous combattons, nous croyons convenable de rapporter, en notes, les propres paroles des antagonistes de notre École.

« La chirurgie, selon Richerand (nosogr. chirurg., tom. I, pag. viij, 1re édit.), n'a rien à faire avec l'imagination ; elle ne vit que de faits, elle ne s'étend que par des faits, ses fondements ne sont que des faits ; celui qui trouve un nouveau fait en chirurgie découvre souvent un nouveau principe. »

« Sérapion, le premier de tous, prétendit que le raisonnement était inutile en médecine, et la fit toute consister dans l'expérience. Appollonius, Glaucias, et, quelque temps après, Héraclide de Tarente, et quelques autres médecins d'un mérite peu commun, suivirent ce sentiment : d'où ils s'appelèrent *empiriques*. » (Celse, de la médecine, p. 2.)

contre la raison humaine ; qui, confondant les écarts de l'esprit avec ses actes les plus sublimes, prétendent, comme les empiriques d'autrefois, renfermer la pensée dans les bornes les plus étroites, et presque la réduire à l'instinct des quadrupèdes. Méfiez-vous de ces systèmes commodes, mais trompeurs, qui s'efforcent de rapetisser votre noble intelligence selon les limites exiguës des actes purement sensibles, des détails maigres et stériles, des faits considérés sous leur face la moins instructive. Oui, Messieurs, l'étude *habituelle* des détails dessèche les facultés morales, éteint l'imagination, fatigue la mémoire, suffoque le génie : c'est du cerveau, et non des pieds de Jupiter, que sortit la déesse des arts et des sciences.

Jalouse de vous apprendre à ne pas vous traîner péniblement dans la route des théories toutes phénoménales et matérialistes, l'École de Montpellier s'efforce de vous inspirer de l'enthousiasme pour notre art, en l'animant de ses dogmes, en vous montrant toujours les phénomènes les plus simples, les faits les plus communs, liés aux actes les plus compliqués et aux principes les plus élevés de la science. (Serre, Essai sur la clinique, p. 74.)

Quel sujet plus propre à vous prouver combien la doctrine de Cos est capable d'imprimer de la dignité à la chirurgie, que l'application générale de sa philosophie à la connaissance des lésions qui, par leurs caractères les plus saillants, semblent être du seul ressort des sens et des moyens mécaniques? Quelle démonstration plus frappante de la nécessité des dogmes du vitalisme, que celle des conséquences éminemment pratiques de l'étude de la chirurgie au point de vue de la doctrine hippocratique? C'est ce que je m'efforcerai de vous exposer dans cette séance.

Ce n'est point, Messieurs, dans cette École que se

forma la scandaleuse séparation de la médecine d'avec la chirurgie. L'idée de cette disjonction irrationnelle ne pouvait naître au sein d'une École où l'homme est regardé comme un être harmonique dans lequel tout consent, tout conspire, tout agit vers le même but; mais bien parmi les disciples de la Gnide moderne, dont l'esprit, absorbé dans l'étude isolée de chaque partie du corps sain ou malade, oublie sans cesse le lien supérieur qui tient tous les actes de l'économie enchaînés sous les mêmes lois générales. Ce n'est point de notre École que sont sortis les oculistes, les pédicures, les lithotomistes, les orthopédistes, ni aucune de ces *spécialités* bornées que Galien rejetait du sanctuaire de la médecine, et qui inondent de nouveau la Rome moderne.

Si vous considérez, en effet, les maladies chirurgicales comme purement locales et organiques; si vous croyez le cancer, la cataracte, le pied-bot, des altérations limitées à la partie lésée, pourquoi n'y verriez-vous pas des maladies presque étrangères aux lois élevées de la médecine, presque indifférentes aux affections internes si attentivement interrogées dans la pathologie médicale? A plus forte raison, pour l'organicien pur, la connaissance des fractures, des plaies et de toutes les lésions traumatiques ; devra-t-elle constituer une étude spéciale et ayant avec la médecine interne des rapports éloignés et accessoires.

La philosophie de l'École de Montpellier ne saurait tolérer une manière de voir aussi erronée, et qui, pendant le siècle dernier, a tant agité les praticiens de la capitale. Voyant partout l'influence du principe moteur et sensible qui anime l'économie vivante, elle attire constamment l'observation de ses élèves sur l'étude de l'ensemble de l'agrégat humain ; elle leur apprend que la plupart des maladies sont la manifestation d'affections générales; que les formes diverses sous lesquelles ces lésions morbides peuvent se montrer ne changent rien à leur fond commun, et qu'en conséquence il ne peut y avoir chez l'homme deux êtres isolément affectés, ni deux sujets différents de la thérapeutique. La doctrine hippocratique ne croit point que l'on puisse établir une séparation essentielle entre les nombreux symptômes scrofuleux, je suppose, parce qu'ils atteindront le poumon ou le rachis, le mésentère ou les articulations, les muqueuses ou la peau. Toutes ces dégradations, selon notre doctrine, ont un même centre, c'est-à-dire un vice de l'organisme, source de tous les effets de même nature comme des principales indications thérapeutiques. Aussi, pour signaler cette liaison fondamentale de la médecine et de la chirurgie, elle appelle le chirurgien *un médecin opérant*. (F. Bérard, *Esprit des doct. méd. Montp.*, 2ᵉ part., p. 13.)

Vous le voyez, Messieurs, le dogme de l'unité de la science médicale gît dans l'essence de la doctrine de Cos. Avec Hippocrate et Galien, cette doctrine enseigne à ses disciples à suivre les mêmes méthodes d'étude et de pratique dans toutes les maladies; à regarder comme purement conventionnelle la division de la pathologie en externe et en interne; et nous voyons l'une des grandes illustrations de cette Faculté, le célèbre Delpech, proclamer ce principe dans le titre même de son remarquable *Précis des maladies* réputées *chirurgicales*.

Je dois d'autant plus insister sur cette unité de la science médicale, que la défense de ce dogme, au 18ᵐᵉ siècle, fut pour Montpellier une nouvelle occasion de rappeler la chirurgie à sa dignité ailleurs anéantie. C'est de l'École anatomique que sortirent ces nombreux pamphlets qui, sous les titres de *Baillon*, de *Cléon à Eu-doxe*, etc., s'efforçaient d'établir la *prééminence de la médecine sur la chirurgie*, et d'élever *un mur d'airain* entre ces deux sciences. « Il faut, y enseignait-on, qu'au lieu de perdre leur temps à l'étude, les jeunes chirurgiens fassent la barbe pendant cinq ou six ans; car cette opération est un merveilleux exercice pour former la main d'un bon opérateur. »

En présence de ces tristes principes, au milieu de cet avilissement de notre art, c'est Montpellier qui vint relever encore l'autel de la science. « Tel était l'état de la chirurgie en France, dit Briot, lorsque sortit de Montpellier, comme de la ville destinée à produire ce que la France devait avoir de plus illustre en médecine et en chirurgie, un de ces hommes qui font éternellement l'honneur de leur profession et de leur pays. Chargé d'enseigner la chirurgie dans sa ville natale, on le vit débuter par ne recevoir et n'admettre que des jeunes gens en état de comprendre et d'honorer leur profession ; ne s'attacher pas moins à leur en apprendre les principes qu'à leur en faire sentir l'importance et la dignité. » Appelé par Louis XV, notre illustre Lapeyronie s'empressa de communiquer aux praticiens de la capitale l'esprit élevé qui l'animait, de répandre la science médicale, et de concourir puissamment à la création de la célèbre *Académie de chirurgie*.

Sans cesse livrée à l'observation des forces propres à l'économie humaine, l'École de Montpellier soustrait l'esprit du médecin opérant de la contemplation *exclusive* des désordres sensibles, pour le porter vers celle des actes voilés aux yeux des empiriques et des solidistes de tous les temps. Constamment attachée à l'exploration du monde dynamique, elle vous apprend, avec l'illustre

professeur Barthez, que, dans tout état morbide, il
existe des choses apparentes et des choses cachées; des
phénomènes matériels et des actions hyperorganiques
(Dumas); enfin, par les enseignements de Roger de
Parme, d'Arnault-de-Villeneuve, de Dortoman, de Ranchin, de Vigarous, de Fages, de Delpech et de leurs
dignes successeurs, elle appelle constamment votre attention en chirurgie sur l'existence des *lésions vitales* (1).

Ne craignez pas à cet égard, Messieurs, les vaines
critiques qu'enfante une pratique faible et rampante
contre la philosophie hippocratique appliquée aux maladies chirurgicales. N'ayez aucun émoi des reproches
d'ontologisme et d'abstraction que vous entendez pro-
férer par les échos d'une autre Faculté. Repousser l'abstraction en chirurgie comme en médecine, croyez-le
bien, c'est se juger soi-même, c'est donner la mesure de
son esprit et de sa pratique (2).

Étrange conception! Aveuglée par cette théorie étroite
qui ne veut rien voir au-delà du monde matériel et pal-

---

(1) « Il est hors de doute, dit Selle, que tous les phénomènes
présentés à nos sens par le monde matériel, prennent leur source
dans le mélange et l'organisation du corps. Il suit de ce principe
que tous les phénomènes et changements que peut offrir le corps
humain résultent de la structure particulière des solides et du mélange des fluides qui le composent. Cette proposition nous donne
les corollaires suivants : l'organisation animale est la *cause*, et les
phénomènes sont les *effets*.... Toute puissance résulte de la modification et du mélange de la matière : or, dans le monde matériel,
on ne peut *imaginer* une puissance sans cause matérielle qui l'ait
précédée. » (Pyrétologie, trad. de Nauche, p. 7, § 4.)

(2) « L'ouvrage de Morgagni a voué à une juste réprobation les
causes occultes, la bile, etc. » (Cruveilhier, Anat. path., t. I,
p. 17, 1816.) Voir, en outre, le traité de physiologie de M. Ma-
gendie, etc.

pable, la secte sans cesse antagoniste de l'École de Cos
se persuade que l'on peut se livrer à une science quelconque sans recourir à des principes cachés et nullement
sensibles. Il lui semble qu'en physique ou en chimie on
a banni les sources abstraites et purement dynamiques des
phénomènes observés. Ce besoin de tout toucher et de
tout voir lui a fait supposer de prétendus fluides *incoër-*
cibles, *impondérables* ou *impondérés* : comme si le calorique,
l'électricité, la lumière ou le magnétisme, étaient autre
chose que des causes abstraites ou métaphysiques (1).

Comment donc suivre une autre méthode d'investigation
lorsque vous étudiez l'homme vivant ; ce microcosme où

---

(1) « S'il est des cas où l'organisation ne paraît pas altérée, dit
le professeur Blandin, on ne peut se rendre compte des phénomènes morbides que par des explications hypothétiques ; et dans ce
cas, j'aime bien mieux croire à une modification de l'agent nerveux
qui entre pour quelque chose dans la substance de la glande. »
(An. génér. de Bichat. Note IV, p. 263, 1830.)

« L'électricité, par exemple, ou, si l'on aime mieux, le fluide
nerveux, dit encore M. Houdart, paraît être une condition nécessaire à l'entretien de la vie. Qui oserait affirmer que cette condition
venant à manquer la mort n'en serait pas une suite inévitable ? Les
recherches les plus minutieuses n'ont pu quelquefois rien découvrir
sur des sujets morts de tétanos ou d'apoplexie nerveuse. Assurez-
vous que dans ce cas l'éther nerveux n'a éprouvé aucune altération ? Et s'il en a éprouvé, comme je le crois, est-il étonnant
qu'un fluide intangible, insaisissable, n'ait pas laissé après lui de
traces apparentes ? » (Etudes hist. critiq., etc. 1840, Paris.)

A ces assertions des auteurs que nous combattons nous pouvons
joindre celles de Reil et M. Blandin, qui admettent une *atmosphère*
nerveuse ; celle de Mascagni et de Bogros, qui prétendaient avoir
découvert les conduits dans lesquels le fluide nerveux circulait ;
celle de Mascagni et de de Humboldt, qui assuraient avoir aperçu
ce fluide sous la forme d'une mousse légère ; celle du professeur
Lobstein, qui rapporte les névroses à l'accumulation du même
fluide.

les actes bien plus délicats que ceux du grand monde,
sont dirigés par des forces inconnues dans leur essence
et saisissables seulement par leurs effets? Oui, Messieurs,
si vous vous astreigniez à admettre dans les maladies
chirurgicales seulement ce que vous voyez, vous touchez,
ou vous entendez, il vous serait impossible de comprendre les principes les plus simples de la science; votre
éducation médicale serait restreinte à une série de sensa-
tions fugitives et sans liaison, qui vous tiendraient constamment enchaînés à la routine des médicastres.

Croyez-vous que dans les fractures, par exemple, vous
deviez limiter votre examen à la partie blessée? Ce serait
sans doute suffisant s'il s'agissait du cadavre dont les différentes parties tendent désormais à s'abandonner aux
lois générales de la matière. Mais, chez l'homme vivant,
c'est l'homme qui est atteint dans l'une des portions de
son tout ; ce sont ses forces aussi bien que l'un de ses os
qui viennent d'être lésés : son âge, son sexe, ses prédispositions, ses affections morbides sympathisent avec la
brisure reçue par son squelette, et la gravité du traumau-
tisme, ainsi que sa curation, se rattachent à l'ensemble
des conditions dynamiques de sa constitution. Expliquez-
moi, je vous prie, sans recourir à des principes latents,
pourquoi la même fracture est tantôt légère et tantôt fort
dangereuse chez des personnes placées en des conditions
organiques semblables? Sans ces maximes philosophiques,
répondez à Stoll (Médec. prat., p. 314, édit. encyclop.),
Van-Swieten; Ruisch, Monteggia (*Instituzioni chirurgiche*,
tom. III, p. 18), Long (S. Cooper, dict. chirurg., tom.
I, p. 479), Puydebat (Bullet. méd., Bord, tom. VI,
p. 353), pourquoi des individus jeunes et bien disposés
en apparence n'ont pu obtenir la consolidation de leur
fracture traitée à la faveur des méthodes et des appareils

les mieux entendus ? C'est une aberration du *nisus forma-*
tivus , dirait Blumenbach , de la *force plastique*, croirait
Jonh Hunter, de la *puissance orthomorphe*, assurerait
Palletta (*Advers. chirurg. prima*, art. 4, p. 88) : sont-ce
des corps palpables que ce *nisus*, cette force, cette
puissance ?

Il est donc vrai : même touchant les lésions traumatiques,
le véritable praticien est obligé de s'enquérir avec soin
du dynamisme vivant ; cette étude serait-elle donc indifférente quand il s'agit du cancer, de la syphilis, des
scrofules, et de toutes les maladies organiques ou vitales
qui entrent dans le domaine de la pathologie externe?
Vous ne le pensez pas.

En attirant toujours votre observation sur les puissances
internes de l'économie, l'antique vitalisme dirige votre
esprit vers les véritables sources d'un grand nombre de
lésions réputées chirurgicales. Il vous apprend, en effet,
à découvrir l'origine des maladies organiques ou vitales
dans un mode vicieux du dynamisme humain, et non dans
les conditions matérielles et locales que des ouvrages trop
répandus vous présentent comme les causes de ces maladies. Elle vous répète sans cesse que toute lésion spontanée et apparente est un effet et non la cause morbifique.
S'agit-il d'une carie, la doctrine de Cos n'en trouve point
la source dans les modifications palpables des éléments
terreux ou organiques de l'os atteint, comme le veulent
les chimistes et les mécaniciens, mais bien dans un vice
des forces vitales qui constitue la nature et le véritable
principe du mal. Ainsi s'explique, d'après la philosophie
hippocratique, la production de la nécrose, des tumeurs
blanches, des polypes, du rachitis et de toutes les altérations organiques.

Dans l'étude des causes en chirurgie, le vitalisme vous

obligé à exercer votre esprit pour apprécier les divers
ordres de circonstances qui ont concouru à la production
des actes pathologiques. Il vous apprend à ne pas attacher
une grande importance à des impulsions occasionnelles,
qui, pour certaines sectes médicales, jouent le principal
rôle pathogénique. Ainsi notre doctrine reconnaît, dans
la cataracte, non l'effet de l'action des rayons solaires,
d'une intempérie ou de l'exercice abusif de la vision,
mais bien le résultat ordinaire de l'influence dynamique
de l'âge avancé, de l'hérédité ou des affections pathologiques diverses. Le disciple de Cos examine-t-il la fluxion
ou l'inflammation qui précèdent ou accompagnent la formation du squirrhe, il ne peut y trouver la cause du cancer,
comme l'avance Broussais (Traité de phlegmasies chron.,
tom. Ier, pag. 25); mais remontant aux véritables sources
des phénomènes, il découvre l'origine de cette cruelle
maladie dans une lésion générale et particulière de l'organisme vivant.

A ceux qui seraient tentés de traiter ces déductions
philosophiques de suppositions gratuites et inutiles, de-
mandez qu'ils vous montrent le calorique, qu'ils vous
fassent saisir l'électricité, palper la lumière, peser le
magnétisme et toucher la cause de l'attraction univer-
selle. « Sans doute, dit à cet égard le professeur Anglada
(Discours, médecine légale, 1826), l'étude approfondie
de l'organisation est d'une haute importance pour des
vues très-variées; mais celle des lois suivant lesquelles les
phénomènes vitaux se réalisent, les forces de la vie se
développent et l'unité du système vivant se manifeste,
est, sans contredit, quoi qu'on en dise, bien plus directe
pour le médecin. »

Il me semble entendre plusieurs d'entre vous, Messieurs,
me signaler la grande classe des lésions *mécaniques*, ainsi

que l'appelle le professeur Lordat, comme ne paraissant
guère se plier à ces lois élevées de l'étiologie ; il me semble
vous entendre me désigner les violences extérieures, les
causes efficientes ou déterminantes, comme portant en
elles-mêmes la raison suffisante des lésions physiques
qu'elles entraînent. Je suis loin de nier que, dans l'action
pathogénique de cet ordre de causes, l'influence vitale a
moins de part que dans celle de toute autre. Néanmoins
la considération de la vitalité ne saurait y être étrangère
en bien des cas, et beaucoup plus surtout que ne le
pensent les médecins formés hors des enseignements de
cette École.

Sans doute un boulet qui écrase un membre, une poutre
qui brise un os, un projectile qui pénètre dans les cavités
splanchniques, portent suffisamment en eux seuls la raison
des désordres qui suivent leur impulsion. Mais à part ces
grandes actions vulnérantes sous lesquelles toute résistance
du corps humain doit nécessairement succomber, on observe
plus fréquemment des blessures où la nature et la force de
l'agent ne rendent pas compte entier des désordres traumatiques. Ne voyons-nous pas tous les jours le même
coup, la même chute amener, chez des sujets semblables
en apparence, des blessures différentes et par leurs caractères locaux et par leurs conséquences immédiates ou
éloignées ? N'avez-vous pas remarqué des individus *durs*,
comme on le dit vulgairement, à la peine et aux violences
accidentelles ? Pourquoi une même chute, une même contraction musculaire produit-elle des fractures chez certains
sujets, adultes et vigoureux, et nullement chez certains
autres ? Vous n'en pouvez accuser ici l'âge avancé, ni une
modification appréciable de tissu, car il s'agit de personnes jeunes et robustes. Il vous faut nécessairement
admettre une résistance vitale différente chez ces divers

individus : je dis vitale ou dynamique, car ni la physique, ni la chimie, ni l'anatomie, ne vous apprennent rien à cet égard.

Il m'est facile, du reste, de vous faire accepter aisément ces aperçus philosophiques, en vous rappelant encore les lois des phénomènes physiques trop généralement considérés comme se soustrayant aux causes abstraites. Le carbonate de chaux, par exemple, se décompose au contact de l'acide sulfurique pour constituer un sel différent. C'est parce que, dit-on, la base a plus d'affinité pour ce nouvel acide que pour le premier. Mais cette affinité est-ce un corps, une matière palpable, susceptible d'être pesée? Nullement..... : c'est une force. C'est donc en vertu d'une force que ces corps composés se séparent avec plus ou moins de résistance. Qu'y a-t-il, d'après cela, d'étrange dans la résistance dynamique et variable du tissu osseux et des autres systèmes organiques contre les mêmes violences externes? La seule différence entre ces deux ordres de phénomènes, est que cette résistance, qui chez le minéral tient aux lois spéciales de la matière, dépend ici des forces qui sont propres à l'économie vivante.

Vous le voyez, ces variations, dans les résultats traumatiques sous l'influence des mêmes agents vulnérants, ne méritent pas l'indifférence que l'on garde généralement sur elles. Elles sont dignes, au contraire, des méditations du chirurgien philosophe ; car elles lui apprennent à ne pas borner son attention à la considération superficielle des lésions traumatiques ; à ne pas croire les os, les ligaments, les cartilages des parties du corps humain moins vivantes que les autres, comme tendraient à le faire penser les expériences restreintes de Bichat; mais à y voir sans cesse des forces actives et une résistance vitale dont l'anatomie , la chimie , la physique seules ne sauraient rendre compte.

Combien davantage cette philosophie médicale serait applicable à l'étiologie des lésions congéniales (bec-de-lièvre, pieds-bots , *spina-bifida* , etc.) , qui consistent en des changements primitifs de forme et de rapports des organes du nouveau-né ! Les prétendues causes ou lois appelées *arrêt de développement* (Serres de l'Institut), *aberration du procédé végétatif* (J.-F. Meckel), compression et tractions (Cruveilhier), expriment seulement un fait accompli et non une origine , une circonstance accessoire et non un principe ; et vous savez tous la critique aussi spirituelle que profonde du célèbre Desmoulins , touchant la *loi de balancement des organes* ! (Hist. natur. , races humaines , lett. p. 30.)

« La science du diagnostic, a dit Louis (mém. Acad. roy. chir. , tome V , p. 1), tient le premier rang entre toutes les parties de l'art, et en est la plus utile et la plus difficile ; sans un diagnostic exact et précis , la théorie est presque toujours en défaut et la pratique souvent infidèle. » Eh bien ! je ne crains pas de le soutenir, le diagnostic en chirurgie ne peut être bien compris que d'après les principes de notre École. Lisez , dans les livres enfantés par le solidisme, les tableaux nosographiques, et vous y verrez les maladies considérées comme locales (1) et con-

_____

(1) « Les principaux éléments dont se compose le diagnostic sont d'abord , dit le professeur Chomel, la détermination du siége de la maladie. Cette question en embrasse plusieurs : 1° quel est l'organe malade ? 2° dans quelle étendue est-il atteint ? 3° et dans quel cas quel est celui de ses tissus élémentaires dans lequel la maladie a spécialement son siége ? » (Pathol. génér. , pag. 479, 3ᵐᵉ édit.)

« Celui qui ne sait pas diriger l'irritabilité de l'estomac , dit encore Broussais, ne saura jamais traiter une maladie. La connaissance de la gastrite et de la gastro-entérite est donc la clef de la pathologie. » (Propositions médicales , 307ᵐᵉ , 1829.)

stamment les mêmes. S'agit-il de déterminer le diagnostic
d'une tumeur blanche, je suppose, on s'attache à découvrir avec un soin minutieux l'état des os, des cartilages, de la synoviale et des divers éléments anatomiques
de l'articulation. On pousse même cet esprit d'investigation jusqu'à rechercher si l'altération a commencé par
tel point, si elle se borne à l'un des tissus, ou si elle a
déjà envahi tous ceux de la jointure. Alors, s'efforçant
de rattacher certains symptômes à chacune de ces dégradations organiques, on en forme autant d'espèces d'arthropathies capsulaire, synoviale, cartilagineuse, osseuse, etc. (Velpeau. Leçons publiées par M. Genselme,
Paris, 1838.) Et c'est à ce genre d'études que l'on ac-
corde la plus grande importance; c'est ainsi que l'on
croit avoir établi un diagnostic précis, complet, et fait
progresser la science!

Comment d'ailleurs pourrait-il en être autrement chez
des hommes habitués à ne rechercher que des maladies
locales et matérielles (1), chez des praticiens dont l'esprit est sans cesse absorbé par la contemplation des
changements pathologiques opérés au sein des solides de
l'économie? Ici, plus que jamais peut-être, se montre
avec tout son avantage l'influence des idées larges et de
la philosophie antique. Pour le médecin opérant élevé
dans les principes de l'École de Cos, une telle manière
de comprendre le diagnostic est, en effet, mesquine et
incomplète. Accoutumé à considérer dans les altérations
organiques des effets ou des symptômes d'affections mor-

---

(1) « Quand est-ce, dit Broussais, que tous les médecins seront
convaincus qu'il n'y a pas de sensation douloureuse qui ne dé-
pende *d'une altération appréciable*, et que les mots symptomatique et nerveux sont, aussi bien que le mot hasard, des voiles de
l'ignorance? » (Trait. phlegm. chron., t. III.)

bides, le disciple de Montpellier, tout en reconnaissant
une grande importance à la connaissance des désordres
locaux, n'y voit qu'une partie du mal, une face de l'état
morbide. Il en est, du reste, pour lui des problèmes pathologiques comme de ceux de toutes les sciences ; et les
solutions contraires, données par les théories diverses,
lui paraissent tenir aux lacunes laissées dans l'étude des
nombreuses conditions des objets à reconnaître, ainsi que
Cuvier le remarque touchant les différentes Cosmogonies
(Disc. sur les révolutions du globe, p. 54). Afin d'éviter
cette cause d'erreur, le diagnostic, selon notre École,
est achevé seulement lorsqu'on a déterminé la *nature* des
altérations organiques et l'état de l'économie entière du
malade. Ainsi, les prédispositions, les diathèses, l'état
des forces, enfin les conditions multipliées qui entrent
dans la constitution variable de chaque individu, doivent
être connus pour que le diagnostic d'une maladie, en
apparence toute locale, soit à ses yeux irréprochable.

Vous le voyez, Messieurs, le diagnostic, pour l'École
de Montpellier, est bien plus difficile, bien plus compliqué
que pour le physiologisme, le solidisme et pour tous ces
systèmes d'une si trompeuse simplicité. Quoi de plus
commode, en effet, que de demander à un individu où
il souffre, et, le nom anatomique de cette partie étant
connu, d'ajouter la désinence *ite*, et avoir ainsi établi en
quelques instants le diagnostic de l'espèce de maladie,
sa nature, la méthode et les remèdes convenables ! Vous
vous plaignez du genou? arthrite, antiphlogistiques ; vous
avez un mal de Pott? ostéite, débilitants ; vous offrez
des ulcères vénériens à la gorge? stomatite, sangsues et
émollients : Sangrado ne disait pas mieux !

Ne trouvez-vous pas, Messieurs, que cette pathologie
est facile, que l'on peut être docteur à peu de frais et

en peu d'instants ; et , comme le disait Broussais (Examen des doct., 2ᵐᵉ édit., p. 496), que *la médecine* est ainsi mise *à la portée de toutes les intelligences!* Non , cette simplicité du diagnostic n'est point dans la nature des choses. L'homme est un être trop complexe, ses ressorts sont trop délicats, ses forces trop mobiles pour que ses maladies puissent se ranger à cette détermination restreinte et systématique.

Ne soyez donc pas étonnés , Messieurs , si *les sources du diagnostic* en chirurgie sont autrement comprises dans l'École de Cos que dans celle de Gnide. Constamment absorbés par l'exercice presque exclusif des sens et par leurs données immédiates (1), les partisans de l'organicisme et du physiologisme voient dans ces sens et dans les moyens mécaniques les sources du diagnostic. (A. Bérard , du diagnostic chirurgical, etc. ; thèse , Paris , 1836.) L'auscultation, la percussion , la vision , l'olfaction , les réactions chimiques , etc. , sont pour eux les sources de la connaissance des maladies réputées chirurgicales. Mais l'école de Cos , qui étudie le fond des choses et raisonne tous les actes de sa méthode philosophique , ne saurait admettre que les principes du diagnostic se trouvent dans les instruments variés qui permettent de les découvrir et de les apprécier ; elle ne confond point le but et les moyens de l'atteindre. Pour elle , les sources du diagnostic sont les lésions internes ou affectives et les lésions apparentes organiques ou fonctionnelles ; c'est à ces sources qu'il faut puiser pour avoir une connaissance exacte de l'état morbide.

---

(1) « Voudrions-nous caractériser l'École de Paris , dit M. Royer-Collard (Disc. 1843, Gaz. méd. , Sept. 1843) , en indiquant sa tendance scientifique et l'esprit particulier qui la distingue ? Nous dirions que *c'est une école essentiellement anatomique.* »

Afin de parvenir à ce résultat, l'École de Montpellier ne néglige aucun des moyens d'investigation : elle ne dédaigne ni les secours de la physique, ni ceux de la chimie. Ainsi, l'une des premières, elle appela l'attention des praticiens sur l'auscultation des tumeurs vasculaires, par les leçons de l'un de ses anciens membres, pendant le 11ᵐᵉ siècle, le professeur Roger de Parme (*Specimen de perpetua*, etc., 1760). Récemment encore, l'un des professeurs de cette Faculté a éclairé le diagnostic des anévrysmes de l'aorte ascendante, au moyen de l'auscultation (Dubrueil, Mém. sur les anév. aort., 1841). La chimie ne serait pas non plus fondée à l'accuser d'indifférence ; car l'on pourrait plutôt reprocher à certains de ses membres, Chirac et Baumes, leur enthousiasme passager pour les promesses trompeuses de cette science.

Mais si la moderne Cos accepte avec reconnaissance les services que les sciences physiques peuvent rendre à l'étude des maladies chirurgicales, elle n'oublie jamais que la connaissance parfaite de celles-ci doit ressortir surtout de la considération des lésions dynamiques et symptomatiques considérées en elles-mêmes et d'après sa philosophie médicale.

C'est de l'exercice constant des facultés de l'esprit sur les véritables sources du diagnostic qu'est sortie cette belle méthode analytique, si peu semblable à cette décomposition faible et rampante, récemment proposée par un estimable membre de la Faculté parisienne (H. Larrey, de la méthode analyt. en chirurgie, 1841), si supérieure à cette détermination aussi mesquine que bizarre, pompeusement prônée par l'un des professeurs de la même Faculté (Piorry, traité patholog. iatrique, etc., 1841). Comparez, du reste, Messieurs, l'analyse clinique de notre École (Applic. analyt. méd. prat. mal. chron., II,

pag. 355) avec celle prônée récemment par les auteurs
auxquels je fais allusion, et je ne doute pas que vous
ne partagiez à cet égard l'opinion d'un judicieux agrégé
de la capitale, M. Gouraud, quand il dit : « On voit
donc la différence profonde qui existe entre la médecine
des éléments organico-pathologiques de M. Piorry, et la
grande et belle médecine analytique ou des éléments, telle
que l'ont fondée et développée quelques hommes considérables de l'École de Montpellier, Barthez, Dumas et
Bérard. »(Journ. conn. méd. chir., 1842, 2me sem., p. 27.)

A la suite de la ténotomie, pratiquée en France pour
la première fois par l'illustre Delpech, il s'épanche une
matière plastique qui, bientôt s'organisant, met en rapport les bouts du tendon divisé à la faveur d'une portion
intermédiaire. C'est là évidemment un acte réparateur et
de la section opérée par l'instrument, et de la difformité
pour laquelle celui-ci a été employé. Quelle peut être la
cause de ce résultat admirable et constant? Si j'adoptais
les principes du médecin qui, toujours scrutant notre
structure anatomique, admet l'organisation de tout le corps
et de chacune de ses parties comme la cause de tous les
phénomènes, je serais forcé d'expliquer le résultat médicateur dont nous parlons par les propriétés de tissu et
la texture de chaque organe.

En admettant pour un moment cette conséquence nécessaire des lois du solidisme, je reconnais dans la structure du tendon la cause de leur cicatrisation, et je ne
dois et je ne puis avoir recours, pour m'en rendre raison,
à une force générale et bienfaisante. Cependant lorsqu'un
muscle, un nerf, un os se trouvent divisés et sont soustraits ensuite à l'inflammation, on remarque aussi la production de cette même fibrine, qui se vascularise, s'organise enfin et produit un résultat semblable, le même acte

réparateur des désordres traumatiques. La source de cette
admirable action réparatrice n'est donc pas dans la structure d'une partie ou dans la propriété de tissus, puisque
l'action s'opère de la même manière dans les organes les
plus différents. Elle provient donc d'une disposition générale
de l'économie, d'une force manifestement indépendante
des caractères de tissu, et que nous voyons se produire
pareillement chez les animaux, les végétaux, enfin dans
tous les êtres doués de vie.

L'admission de la force médicatrice est contraire aux
principes de la plupart des systèmes, et peut seulement
convenir à cette antique doctrine qui, voyant toujours
dans les changements organiques des effets des forces
générales dont l'homme est animé, doit y reconnaître la
manifestation d'une puissance primordiale, de cette nature
bienfaisante sans cesse dirigée vers le maintien de la santé
ou vers son rétablissement, à la faveur d'actes médicateurs
aussi admirables que variés.

Le dogme de la nature médicatrice fait donc essentiellement partie de cette doctrine philosophique qui, par la
bouche de son antique fondateur, posa comme première
loi de la thérapeutique cet axiome profond : νουσεῶν φὺσις
ἰητήρ, c'est la nature qui guérit les maladies. Ce dogme
sacré ne pouvait être contesté que par les organiciens,
les mécaniciens, les chimistes et la plupart des systématiques. Parmi eux, en effet, nous rencontrons ses plus
ardents antagonistes. « Mais cette doctrine, dit notre
Bordeu (Œuv. compl., II, 596), n'a pu être détruite
par Asclépiade, Paracelse, Van-Helmont, ni par quelques
modernes, principalement ceux qui ont été attachés sans
réserve à la médecine mécanique. »

Ce principe de la véritable doctrine a été constamment
défendu dans l'École de Cos ancienne et moderne ; car,

depuis Arnault de Villeneuve, Gordon, Dulaurens, Guy-
de-Chauliac, Joubert, Lapeyronie, Vigarous,, Fages,
Delpech et leurs brillants élèves, personne, pas même
le fougueux Chirac, ne l'a jamais mise en doute, alors
qu'ailleurs vous entendez rappeler avec dérision *cette
bonne nature.* Hâtons-nous toutefois de le dire : les chirurgiens supérieurs, à toutes les époques, n'ont point par-
tagé ce déplorable scepticisme ; et vous vous rappelez sans
doute cette belle parole d'Ambroise Paré : *Je l'opérant,
Dieu le guarit.* (OEuv. comp., t. II, p. 689, édit. Malg.)

Pénétré de ce dogme sublime, le médecin opérant place
davantage sa confiance dans les ressources de l'économie
vivante, que celui pour qui les phénomènes pathologiques
sont des actes purement organiques, locaux, nécessairement dangereux, et dont il faut débarrasser le sujet le
plus promptement possible ; que celui qui ne cherche qu'à
juguler les maladies, ou qui, à l'exemple de Van-Helmont,
ne donne le titre de médecin qu'à l'homme capable de
guérir sur-le-champ. Imbu, au contraire, des principes
d'un sage naturisme, le disciple de Cos sait que la chirurgie, tout en possédant des moyens puissants pour remédier aux désordres actuels, ne fait que placer la nature
dans les conditions favorables au développement de ses
efforts réparateurs. Le disciple de cette École reconnaît
que ces mouvements salutaires suffisent parfois à la curation spontanée des abcès, des engorgements, des kystes,
des anévrysmes, des exostoses, et qu'il doit regarder les
opérations comme des ressources extrêmes, et non comme
des moyens propres à mettre sûrement fin à la plupart
des maladies. Alors, moins enthousiaste des agents mécaniques; moins *coupeur,* passez-moi le mot, qu'en d'autres
lieux, il cherche à peser leur indication réelle, et, selon
l'expression de l'un des professeurs de cette École, *les*

droits respectifs de la nature et de l'art dans la curation des maladies chirurgicales. « La nature et l'art, dit à ce sujet Galien (Des fondements de la médecine, chap. XII, 183, édition Chartier), sont bornés respectivement dans leur puissance. Ce que l'un ne peut faire, l'autre l'exécutera; mais il est des choses impossibles à l'un ou à l'autre. Ainsi la nature ne pourra redresser ou replacer un membre tordu ou luxé, ni le médecin remplir de chair un ulcère profond. »

Je vous l'ai démontré, Messieurs, le diagnostic ne peut être complet qu'au point de vue de notre doctrine; et comme du diagnostic résultent les bases thérapeutiques, les indications, dans le traitement des maladies chirurgicales, en ressortent bien plus exactes, bien plus complètes qu'au point de vue des écoles rivales. En vous montrant les véritables sources du diagnostic, l'École de Montpellier vous fait découvrir les indications majeures qui relèvent surtout de la considération des affections morbides, et secondairement des désordres organiques sur lesquels cependant repose habituellement la thérapeutique des solidistes. Attirant sans cesse l'attention du praticien sur l'état des forces vivantes, notre doctrine vous enseigne à prendre l'indication d'amputer à la suite des brûlures ou des blessures, par exemple, non pas tant des caractères mathématiques de ces lésions, que de l'état de la constitution de l'individu. Elle vous répète toujours qu'une brûlure, une plaie de mêmes dimensions amènera chez tel sujet un état douloureux ou un collapsus mortels, et sera sans danger pour tel autre; que ces mêmes désordres entraîneront une suppuration ou une cicatrisation épuisante chez un individu, et seront supportés facilement par un autre; que c'est de l'appréciation de l'état des forces et de la résistance vitale que ressortira surtout la connaissance des conséquences probables et de la nécessité de retrancher ou de conserver la partie blessée.

Je vous l'ai dit : pour l'École de Montpellier, le diagnostic des maladies chirurgicales est bien plus complexe, bien plus difficile que pour les systèmes médicaux ; et le plus souvent elle ne trouve que la moitié de cette notion dans les tableaux nosographiques établis par ces théories. Ne bornant pas son examen, dans un cas de fistule à l'anus, je suppose, à la détermination de ce conduit anormal, mais se demandant toujours la cause dynamique qui l'a produit fréquemment, notre École recherche si elle est de nature scrofuleuse, syphilitique ou autre, et si l'affection morbide n'a pas en même temps engendré des désordres en d'autres points de l'économie. Aussi voyez-vous en tous les temps les prédécesseurs des Fages et des Delpech, ainsi que leurs dignes successeurs, explorer avec attention l'état des viscères pour savoir si l'affection scrofuleuse n'y a pas créé des altérations de même nature, pour lesquelles la fistule à l'anus serait le procédé naturel qui en déterminerait la tolérance. Ailleurs, ces idées n'étant pas comprises des médecins, parce qu'elles sont en opposition nécessaire avec leur philosophie toute phénoménale et matérialiste, elles sont fréquemment niées, reprises et laissées dans le doute. (Danyau, thèse agrég., Paris, 1832, 35.)

Aussi, comparez le résultat des dogmes de diagnostic de l'une et de l'autre École ; rappelez-vous combien de malades succombent après les opérations entreprises pour des tumeurs blanches, et des suites de la phthisie pulmonaire jusqu'alors tolérée; rappelez-vous la cause de la mort de certains individus opérés pour un ostéosarcôme, un sarcocèle, et vous comprendrez la justesse et l'excellence pratique de notre doctrine.

Il ne suffit pas au médecin opérant de cette École de savoir la nature d'une lésion organique et tous les caractères de celle-ci, pour posséder un diagnostic convenable, et par suite pour en retirer l'indication véritable : les prédispositions, les diathèses, l'idiosyncrasie, la tolérance vitale, la constitution régnante, et une foule d'autres conditions du problème pathologique, doivent lui être connues. De là résulte la nécessité d'étudier longuement son malade, de s'informer des conditions variées de son état morbide ; et de là découle le principe de ne point opérer aussitôt qu'un individu est soumis à votre examen, à moins d'une urgence manifeste. Ce n'est point Cabrol, Goulard, Lamorié, Laborie, Lapeyronie, Vigarous, Fages, Delpech ni leurs brillants élèves, qui saisissent l'instrument au moment de l'entrée à l'hopital de sujets atteints de cataracte, de calculs urinaires, de tumeurs diverses. Ne voyant pas seulement dans ces cas pathologiques un cristallin à détruire, une pierre à écraser ou à extraire, une tumeur à faire disparaître, mais un individu entier à guérir, ils ont à s'informer des modes variés de l'économie de chacun de ces malades.

J'en ai la ferme conviction : un grand nombre d'insuccès en chirurgie proviennent d'un diagnostic incomplet : ici une caverne pulmonaire emmène un amputé ; là une hémorrhagie foudroyante détermine la mort d'un sujet soumis à une opération légère ; ailleurs une tumeur encéphaloïde du mésentère provoque la perte rapide d'un individu qui a subi la castration ; plus loin, une métrite, une péritonite aiguës enlèvent une nouvelle accouchée à qui l'on venait de faire l'ablation d'une tumeur à l'abdomen ; dans un autre cas, le cristallin remonte ou l'œil s'enflamme et suppure, parce que l'on a méconnu un catarrhe préexistant ou une disposition fluxionnaire. Que n'aurais-je pas à vous dire, Messieurs, si je rappelais seulement ce que j'ai vu dans plusieurs hôpitaux de France! Mais vos lectures et vos propres observations seront encore plus éloquentes que mes paroles.

En vous montrant les problèmes pathologiques et thérapeutiques plus compliqués, plus difficiles qu'on ne l'enseigne en d'autres lieux, en vous persuadant de la nécessité d'y apporter l'attention la plus soutenue, notre doctrine vous inspire le besoin, non-seulement de connaître complètement l'état du sujet, mais encore la nécessité de faire disparaître les complications, de combattre les contre-indications, et de préparer avec soin vos malades avant de les soumettre à des sacrifices douloureux. Cet important précepte de la préparation des malades avant toutes les opérations, que Dulaurens, Raymond de Molière, Balescon de Tarente, Cabrol, Joubert, Haguenot (*Tract. de morb.*, *cap. ext.*, 1751, p. 38, etc.) et tous les membres de cette École vous enseignent constamment par leur exemple et par leurs leçons, ne pouvait être mis en question ou rejeté que chez les disciples de l'École de Gnide (Pouteau, œuvr. posthum., tom. III, pag. 121; et Journal de chirurgie, 1842) : là, accordant la plus grande importance à tout ce qui ressort des sens, on apprécie l'habileté de l'opérateur une montre à la main, tandis qu'ici on ne cesse de vous répéter cet axiome de l'antiquité : *sat citò si sat benè*. Là, attachant principalement son attention aux moyens mécaniques, on croit avoir presque tout fait quand on a coupé un membre; tandis qu'ici, ne voyant dans l'action des instruments qu'une ressource extrême et passagère, on sait que tout n'est pas guéri parce qu'on a retranché une partie, mais que l'état des forces du sujet, ses prédispositions, ses affections morbides, demandent des soins

éclairés et soutenus jusqu'au dernier moment de la con-
valescence. Voyez aussi la pratique de nos maîtres à noüs
tous, et jugez si leurs succès sont en rapport avec mes
paroles. Et ne croyez pas, Messieurs, que ces résultats
si consolants tiennent au climat ou au bonheur, comme
on voudrait ailleurs l'insinuer. Pour l'esprit réfléchi,
comme le disait Bacon, le hasard a toujours ses causes;
et si vous comparez les principes et la conduite des
hommes qui réussissent le mieux dans leurs entreprises,
vous reconnaîtrez sans peine que les plus heureux sont
les plus habiles.

Je viens de vous parler des cas pathologiques qui né-
cessitent des ressources opératoires; mais la thérapeutique
chirurgicale demande constamment aussi les secours de
l'hygiène et de la matière médicale. La connaissance des
belles méthodes thérapeutiques formulées par l'illustre
Barthez, de l'action des agents pharmacodynamiques, de
la vertu des médicaments variables suivant l'état actuel de
l'économie vivante, mérite la plus sérieuse attention du
médecin opérateur.

Le divin Vieillard a signalé cette liaison nécessaire de
la matière médicale aux opérations dans la thérapeutique
chirurgicale, quand il dit : « Ce que les médicaments ne
guérissent pas le fer le guérit, ce que le fer ne guérit pas
le feu le guérit, ce que le feu ne guérit pas doit être
regardé comme incurable. » (Aphorisme Ier, sect. VIII.)
Il désigne même d'abord l'emploi des moyens internes,
comme pour faire sentir la nécessité de modifier les lésions
affectives avant de recourir aux agents mécaniques qui
s'adressent aux effets locaux.

L'École de Montpellier enseigne encore que toutes les
maladies externes ne doivent pas être combattues, et que
plusieurs d'entre elles sont nécessaires à beaucoup d'hom-

mes!...... Trouveriez-vous ce principe de thérapeutique
dans un système qui déclare toutes les maladies organiques ou locales ? Quoi de plus étrange, en effet, au point
de vue du solidisme et du physiologisme, que de vouloir
entretenir une maladie pour rétablir ou assurer la santé!
Ce ne pouvait donc être qu'un élève de cette École,
Voullonne, qui devait plaider en faveur de ce dogme de
la médecine hippocratique, et faire couronner ses idées
par une célèbre Académie (Mémoire couronné par l'Académie de Dijon, 1776, sur la médecine agissante et la
médecine expectante); ce ne pouvait être qu'un disciple
de Cos, Raymond de Marseille, qui devait écrire un livre
si estimé sur *les maladies qu'il est dangereux de guérir*.
(Traité des maladies qu'il est dangereux de guérir; 2me
édition, 1816.)

Messieurs,

Je termine ici, à regret, un sujet aussi élevé et aussi
important : je sens combien il aurait pu valoir en des
mains plus habiles. Mais si quelque chose peut me con-
soler de mon impuissance à le traiter dignement, c'est
que vous appreniez ces dogmes du vitalisme d'interprètes
illustres et vénérés, nos maîtres à nous tous. Je me suis
efforcé néanmoins de vous en montrer l'application générale à cette partie de la science qui semble à beaucoup
de praticiens la moins propre à la recevoir. Puissiez-vous
en être convaincus, et vous posséderez, dans l'exercice
de ce que la chirurgie a de plus simple ou de plus mécanique, ce goût et cet intérêt nécessaires à des succès
soutenus; car, pour se distinguer dans les arts et dans
les sciences, il faut y apporter un certain enthousiasme ;
et, comme disait Diderot, ne ferait-on que des épingles,
il faut être amoureux de son état.

CHAPITRE DEUXIÈME.

DOMAINE DE LA PATHOLOGIE CHIRURGICALE GÉNÉRALE. — DES
MALADIES CHIRURGICALES ; DE LA PATHOLOGIE CHIRURGICALE ;
HISTOIRE DE LA CHIRURGIE ; RAPPORTS DE LA CHIRURGIE AVEC
LES AUTRES SCIENCES MÉDICALES.

Si les objets dont les sciences s'occupent étaient parfaitement connus, rien ne serait plus facile que d'en
donner une notion abrégée, une définition exacte. Mais
c'est parce qu'elles supposent la connaissance entière du
sujet, que les définitions sont si rares dans les ouvrages
dogmatiques, et si fréquemment défectueuses chez les
auteurs les plus estimés. En outre, si les maladies avaient
un caractère bien tranché et constant, si ce caractère
était seul et facile à saisir, nul doute que nous éprouve-
rions peu d'embarras à désigner chaque lésion pathologique et à la différencier de toutes les autres. Malheureusement il n'en est pas ainsi ; la maladie a rarement
un symptôme *pathognomonique*, c'est-à-dire suffisant
pour la faire distinguer en tous les cas ; les blessures
elles-mêmes qui semblent offrir des caractères permanents, en manquent bien des fois. Ainsi, une fracture
ne donne pas toujours de la crépitation, une luxation ne
permet pas constamment de constater le déplacement des
surfaces articulaires ; à plus forte raison les diverses
tumeurs laissent-elles trop souvent le plus grand vague
sur leur constitution et sur leur nature.

La définition d'une maladie devrait donc comprendre
ordinairement la plupart des caractères de la lésion pathologique, et ressembler à celle que Tournefort et les
botanistes antérieurs à Linné donnaient des plantes ; c'est
aussi ce qu'a fait notre illustre Sauvages dans sa célèbre
Nosologie méthodique. Mais cette manière de donner une

notion des objets dont on s'occupe a de graves inconvénients, dont le moindre est de fatiguer la mémoire la
plus heureuse. Elle suppose, d'ailleurs, l'appréciation
possible de tous les éléments des objets : et comme la
connaissance entière des parties constitutives d'une maladie nous est souvent refusée, et que, d'un autre côté,
l'on est loin d'accorder la même importance à toutes les
manifestations pathologiques, il s'ensuit qu'une définition
irréprochable d'un objet quelconque est à peu près impossible.

Ajoutez à cela que *les caractères des maladies sont très-
divers* pour celles qui sont rangées dans la même classe et
dans le même genre, et qu'il existe entre elles de nombreux points de contact, à côté de beaucoup de différences. Ce rapprochement entre les questions les plus
opposées en apparence, cette ressemblance des objets
divers, établit entre eux une chaîne difficilement seg-
mentée par l'artifice du langage.

Il en est des maladies, en général, comme des corps
multipliés du monde où nous vivons: nous y voyons des
êtres infinis, des minéraux extrêmement divers, et pour
soulager la faiblesse de notre intelligence, nous y établissons des groupes d'objets, des rapprochements et des
séparations; nous caractérisons même les espèces. Mais
le peu de rigueur de ces résultats de notre esprit, le peu
de solidité de ces coupes artificielles, nous prouvent assez
ce que l'observation philosophique apprend bien vite :
c'est-à-dire, que tous ces artifices de notre science ne
sont pas dans la nature des choses, et qu'il existe dans
l'univers non des classes, des genres, ni des espèces,
mais des individualités infiniment variées et d'une mobilité incessante.

Ne vous étonnez donc pas si beaucoup de médecins

attachent peu d'importance aux classifications, aux nomenclatures, aux définitions les plus vantées; ils savent
leur peu de solidité absolue, et l'histoire de notre art
atteste suffisamment combien les prétentions de leurs
auteurs sont mal fondées. Loin de moi la pensée de repousser tous ces efforts de l'esprit humain! L'utilité de
ces ressources de la science est incontestable; elles nous
permettent d'embrasser une plus grande quantité de
sujets en même temps, et d'en retirer des conséquences
pratiques et parfois nouvelles. Mais, persuadé du vice
essentiel de tous ces procédés théoriques, l'homme de
l'art ne doit pas accorder une valeur absolue, et penser
que les maladies sont invariablement déterminées, grou-
pées, dénommées. Les sciences physiques et métaphysiques elles-mêmes ne sont fondées que dans l'abstraction
et dans la rigueur métaphysique.

Nous devons donc nous contenter de définitions, de
nomenclatures et de classifications générales, qui, désignant les principaux caractères des maladies, réveillent
dans notre esprit une idée incomplète, mais suffisante
pour nos besoins habituels. Je pourrais vous dire que la
justification des principes précédents se trouve dans la
définition même des maladies chirurgicales; car, après de
nombreuses recherches infructueuses, je me vois obligé
de vous en composer une moi-même. Il en est du reste
des maladies réputées chirurgicales comme de toutes
celles dont l'économie peut être atteinte, et la liaison déjà
établie entre les diverses branches de la pathologie vous
en montre suffisamment la raison.

Les maladies réputées chirurgicales, dirons-nous, *sont
celles dont le traitement demande ordinairement l'emploi de
moyens manuels.* Les lésions sont du domaine de la chirurgie, quand elles réclament immédiatement ou pen-

dant leur durée l'application de la main armée ou non
d'un instrument. Tantôt les remèdes mécaniques sont indiqués au moment même de l'accident, comme à la suite
de l'attrition d'un membre pour laquelle l'amputation est
indispensable; tantôt ces moyens conviennent seulement
vers l'époque la plus grave d'une lésion pathologique.
Il ne faut pas croire toutefois que les maladies méritent
la qualification de chirurgicales, seulement lorsqu'il y
aura manifestement nécessité de topiques ou d'opérations
sanglantes, et nullement si ces agents thérapeutiques ne
deviennent pas utiles. Il suffit que communément une
lésion du corps exige l'emploi d'un moyen manuel, pour
qu'elle soit appelée chirurgicale. Ainsi, la syphilis et
tous ses désordres sont considérés comme du ressort de
la chirurgie, quoique fréquemment on en obtienne la
guérison par des médicaments seuls.

Néanmoins, il ne peut exister ici, pas plus qu'en toute
autre question, comme je l'ai dit, une définition fixe:
tous les jours le rhumatisme articulaire est soumis à l'action de la matière médicale, et réclame cependant parfois
les opérations les plus graves, lorsque l'affection morbide
a produit de profonds désordres articulaires.

« La chirurgie, dit notre célèbre Guy de Chauliac (1), est
une science qui apprend le motif et la manière de traiter,
principalement en réunissant, divisant, ou exerçant
d'autres opérations manuelles, et qui guérit les hommes
autant que possible. Elle n'est pas seulement un art,
comme on l'a prétendu quelquefois, mais une véritable
science, dans le sens le plus large de ce mot. » Telle
est, en effet, l'idée que l'on doit se faire de la pathologie
externe; celle que A. Paré, Heister, Callisen, Delpech et

(1) Grande Chirurgie, chap. uniq., pag. 2, 1363.

les plus grands maîtres ont justifiée et par leurs leçons
et par leur pratique ; celle enfin qui ressort le mieux des
principes de notre Ecole.

Tous les médecins n'ont pas accordé à la chirurgie un
domaine aussi étendu ni aussi élevé. Guidé sans doute
par l'étymologie plus que par la considération du but
réel de cette partie de la science médicale, Galien (1)
l'appelait une *opération manuelle*; et cette fausse idée a
été reproduite dans les temps modernes par Vigo, qui
la définit *quod in therapeiâ mecanicum*, opinion adoptée
encore par le professeur Richerand, selon lequel la chirurgie n'est que l'emploi des moyens mécaniques dans le
traitement des maladies (2). D'après cette manière de
voir, il faudrait appeler la pathologie interne l'administration des médicaments ! C'est évidemment prendre une
partie de l'objet seulement, au lieu de l'étudier sous ses
différentes faces.

La considération trop exclusive de l'application des
moyens mécaniques dont se sert le médecin opérant, a
sans doute conduit à définir la chirurgie : ce qu'il y a de
certain en médecine, *quod in medicinâ certum*. Cette
idée est tout aussi fausse que la précédente ; car si l'on
considère l'effet éloigné d'un topique ou d'un instrument tranchant, on n'y reconnaîtra souvent pas plus de
sûreté ni de certitude que dans celui d'un vomitif, d'un
purgatif, du quinquina, de l'opium ou de beaucoup d'autres médicaments.

En chirurgie, il est vrai, on peut, plus facilement qu'en
médecine, juger, par les résultats, de l'utilité du remède
employé et de l'habileté du praticien; et, sous ce rap-

---

(1) *Meth. med., lib.* 6, *cap.* 6.
(2) Dict. scienc. méd., tom. V, pag. 85.

port, on serait autorisé à admettre des bases plus solides pour le jugement de l'observateur. On doit même avouer que, les caractères des maladies chirurgicales tombant plus immédiatement sous les sens, il paraît plus aisé d'en établir le diagnostic; et, sous ce rapport encore, la chirurgie semble avoir une certitude plus manifeste que la pathologie médicale. Mais si l'on veut prétendre par-là que la science chirurgicale possède une certitude absolue, qui serait refusée à l'autre face de la même science ; si l'on veut insinuer que la chirurgie a seule en partage des principes arrêtés et sûrement applicables, tandis que la médecine serait pleine d'incertitudes, nous serons dans la nécessité de combattre un aussi étrange paradoxe. Nous l'avons démontré déjà, les mêmes lois, les mêmes principes dirigent toute la science des maladies; l'emploi des remèdes manuels pendant le traitement, auquel l'hygiène, la diététique, la matière médicale concourent aussi, distingue seulement le médecin opérant.

On comprend, au point de vue du pur solidisme, comment on a pu se persuader que la chirurgie était ce qu'il y avait de certain dans la science que nous cultivons. D'un côté, des lésions dont les principaux caractères et le fond échappent le plus souvent aux sens, dont les symptômes demandent constamment d'être transformés en signes (fièvres essentielles, diathèses, cachexies); d'un autre côté, des désordres organiques dont les caractères frappent ordinairement la vue et le toucher: il semble, au premier abord, que la certitude est en faveur de ces dernières altérations morbides et non des premières.

Tout en reconnaissant que le point de départ habituel dans l'exploration des maladies chirurgicales en facilite fréquemment la connaissance, nous ne saurions penser

que de-là résulte une certitude ordinaire. D'abord on se
convaincra sans peine des erreurs nombreuses que les sens
nous procurent souvent, de sorte que les notions dont
ils sont les instruments ne sont pas aussi claires qu'on
se l'imagine généralement. Palpez une tumeur molle, et
vous verrez combien de méprises vous commettrez touchant la mobilité de la matière contenue ; allez au lit du
malade, et vous vous assurerez par vous-mêmes combien
la sensation de fluctuation, par exemple, est menson-
gère. Permettez-moi de vous rapporter à cet égard le fait
suivant, que je tiens de mon habile maître le professeur
Serre : Une jeune personne portait au sein une tumeur
que le célèbre Delpech examina attentivement. Après
avoir discuté dans ses savantes leçons les raisons en faveur
de son opinion, l'illustre professeur, persuadé de l'existence d'un kyste, se disposa à enlever la prétendue poche
séreuse, avec tout le soin nécessaire pour ne point l'ouvrir. Inutile de vous dire que l'opération fut faite avec
toute la dextérité possible, le nom de Delpech suffit. La
tumeur est entre les mains de celui-ci, qui regardant
à travers s'assure de sa transparence ; tout annonce
donc l'existence d'un kyste séreux : on l'ouvre, c'était un
lipome !

Ai-je raison de vous dire que la chirurgie n'est pas
certaine, qu'elle a des incertitudes souvent aussi grandes
que la médecine, et que la vue, le toucher et tous les
sens causent de fréquentes méprises. Et ne croyez pas
que ce soit là un exemple choisi parce que l'erreur est
bien remarquable et que l'auteur est très-haut placé ; les
praticiens les plus habiles se trompent plus d'une fois et
dans des cas tout aussi frappants : Dupuytren disait n'être
sûr de la composition d'une tumeur que lorsqu'il l'avait
enlevée. Si la chirurgie a des incertitudes quand on a

égard aux altérations organiques circonscrites, à plus forte raison sont-elles plus grandes encore lorsque l'on est bien persuadé de la nécessité de connaître toutes les conditions du problème pathologique, c'est-à-dire l'état de l'économie entière et la nature du mal.

On a dit encore que la chirurgie était cette partie de la science médicale qui s'occupe des *maladies externes*. Il semble, en effet, au premier abord, que les maladies chirurgicales apparaissent toutes à la surface du corps, et tombent immédiatement sous les sens; mais quand on examine cette assertion, on ne tarde pas à reconnaître son peu de fondement. D'abord, toutes les maladies réputées chirurgicales sont loin d'être extérieures; beaucoup se trouvant situées au sein des parties molles sont soustraites à la vue, ou sont placées dans les cavités splanchniques : ainsi, la plupart des désordres pathologiques qui atteignent le tronc sont cachés plus ou moins profondément. Les anévrysmes de l'aorte ou de ses principales divisions, le mal de Pott, les abcès par congestion, les plaies pénétrantes, les épanchements sanguins, les kystes de l'ovaire, les altérations du système utérin, les maladies des reins, de la vessie, du rectum, etc., se trouvent renfermés au sein des cavités viscérales, et se soustraient à la vue et souvent au toucher ou aux autres sens.

Les lésions qui atteignent les membres ou les organes périphériques du corps, sont loin d'être toujours placées au-dessous des téguments; car les tumeurs blanches de la hanche, la carie ou la nécrose des os correspondants, les abcès profonds des membres, les fongus médullaires ou hématodes, les corps fibreux des articulations, les projectiles, et un grand nombre d'autres lésions, sont loin d'être constamment à la portée de l'œil ou de la main.

Prétendrait-on par l'expression de pathologie externe que les symptômes des maladies réputées chirurgicales sont apparents et sensibles, tandis que ceux des maladies médicales seraient cachés aux sens? Il nous serait aisé de démontrer la fausseté d'une telle allégation, en vous prouvant que la connaissance de toutes les maladies internes ou externes nous vient par les mêmes voies. Sur quoi se fonde d'abord le diagnostic d'une lésion quelconque? N'est-ce pas sur les données fournies par la vue, l'ouïe ou le toucher? Les affections exanthématiques ne sont-elles pas reconnues surtout par l'éruption cutanée; les fièvres essentielles par les changements du pouls, de la chaleur et des autres fonctions du corps; la pneumonie, la pleurésie, les palpitations par le trouble sensible de la circulation et de la respiration?

Sans doute les données immédiates des sens sont plus importantes directement à la détermination des maladies chirurgicales; mais les instruments du diagnostic sont du même ordre, car le chirurgien comme le médecin exercent en même temps leur jugement et leurs doigts, leur tact médical et leurs yeux, leur discernement et leur ouïe. Toutes ces définitions sont donc erronées, parce qu'elles ne considèrent qu'une face de la pathologie chirurgicale, parce qu'elles veulent établir une démarcation tranchée entre les parties de la science médicale dont j'ai démontré l'unité.

Les faits, même les plus différents, ai-je dit plus haut, ont entre eux des analogies en même temps qu'ils présentent des différences; on peut donc les considérer sous deux points de vue : celui des ressemblances, et celui des discordances. Dans le premier cas, on réunit un grand nombre d'observations ayant entre elles beaucoup de points communs, on examine leur expression com-

mune, on étudie les lois qui les rapprochent, les principes qui les gouvernent, et l'on constitue ainsi le domaine
des dogmes et des rapports, ou la science.

Si l'on concentre son attention sur les différences propres à chaque cas, si l'on s'occupe des individualités,
si l'on recherche constamment les points d'application
journalière, on considère la connaissance des objets sous
un point de vue moins élevé, mais plus immédiatement
utile : on fait alors de l'art ou de la pratique. Toutes les
connaissances humaines se plient à cette distinction fondamentale ; la physique, la chimie, les mathématiques,
l'histoire naturelle, la politique, etc., se soumettent à
cette loi philosophique. La médecine ne fait point ex-
ception à cette règle : « La distinction que j'établis, dit
l'illustre professeur F. Bérard (1), entre la *médecine art*
et la *médecine science*, entre la *médecine pratique* et la
médecine théorique ou *transcendante*, me paraît distribuer
les notions médicales, selon leur ordre naturel de génération, selon leur simplicité et leur degré de certitude.
Elle rapproche des faits, qui sont l'objet spécial du praticien, les axiomes destinés à diriger l'action de l'art, et
par conséquent elle rend celle-ci plus aisée et plus sûre. »

Etant une face de la science des maladies, la pathologie chirurgicale peut être considérée sous ces deux
points de vue, comme art et comme science, comme
théorie et comme pratique. Sans doute les principes qui
composent la pathologie générale sont les mêmes pour la
médecine externe ou interne ; néanmoins, leur application est ordinairement faite à la pathologie médicale qui
semble mieux s'y prêter, et leur application à la chirurgie demande l'esprit d'un homme également versé dans

---

(1) Doctrine médicale de Montpellier, pag. 438, 1819.

l'une et l'autre partie de la connaissance des maladies, enfin un véritable médecin opérant.

La distinction de la pathologie chirurgicale en spéciale et en générale a été établie, depuis près de cinq siècles, par une des célébrités de cette Ecole, le restaurateur de la chirurgie au moyen-âge. « Il y a deux chirurgies, dit Guy de Chauliac (1) : l'une qui enseigne et mérite le nom de science, et qu'on peut posséder sans même avoir jamais fait aucune opération ; l'autre qui est pratique, et à laquelle la qualification d'art est adressée spécialement. » La pathologie chirurgicale générale étudie les analogies les plus élevées des maladies soumises à son observation ; elle montre l'application des dogmes de la science aux lésions qui demandent ordinairement le secours des moyens mécaniques. Elle doit servir d'introduction et de complément à l'étude des maladies externes elles-mêmes, aux leçons cliniques de nos maîtres. Elle enseigne à lier les faits entre eux, à voir l'analogie de leurs symptômes, de leur origine, et des indications qu'elles présentent.

La *pathologie chirurgicale générale* apprend d'abord à se faire une idée abstraite des maladies réputées externes, d'après les motifs de la distinction conventionnelle de la science ; elle circonscrit les limites habituelles de la chirurgie. Ne pensant pas, comme Mallebranche, que la connaissance des phases diverses d'une science durant les temps antérieurs soit inutile à la compréhension des préceptes et aux progrès ultérieurs, elle enseigne l'histoire de la pathologie chirurgicale aux principales époques de son existence. Elle s'occupe encore des méthodes d'étude et d'enseignement, des rapports de la chirurgie avec les autres sciences médicales. Abordant ensuite le

---

(1) Grande Chirurgie, pag. 4, édit. de 1619.

tableau général des maladies réputées chirurgicales, elle apprécie la valeur des causes de ces lésions, elle détermine l'importance des caractères et des signes communs; enfin, elle fait connaitre les lois qui doivent servir de conduite au médecin opérateur. L'énoncé seul des principales questions agitées dans la pathologie chirurgicale générale ne vous montre-t-il pas que, sans ces principes généraux, ainsi que le disait John Hunter, le chirurgien ne ressemblerait pas mal au philosophe chinois dont toute la science se composait de faits exclusivement?

Après avoir établi ce que l'on doit entendre par maladie chirurgicale, par pathologie externe, et déterminé le domaine et les divers sujets de la pathologie chirurgicale générale, il convient de vous dire quelques mots seulement sur l'histoire de la chirurgie. Ce n'est pas ici le lieu d'exposer avec détail une pareille matière, dont le développement demande un espace trop considérable; nous devons chercher à vous signaler l'esprit de l'histoire de notre art, à en retirer des enseignements utiles, plutôt que de vous mentionner la vie et les ouvrages des hommes qui se sont disputé d'âge en âge le sceptre de la médecine.

L'origine des arts et des sciences est environnée d'une profonde obscurité, par le défaut de moyens primitifs de nous transmettre le souvenir des faits accomplis pendant les temps les plus reculés. De-là aussi le merveilleux attaché à la génération de toutes les connaissances, que l'homme, dans son amour naturel des choses extraordinaires, a rattaché à ce qu'il comprend de plus élevé dans le monde, c'est-à-dire à la divinité. Aussi, rencontrez-vous des dieux et des demi-dieux parmi les promoteurs de la chirurgie. Mais peut-être, en rapportant les arts et les sciences aux êtres surnaturels, les philosophes anciens ont-ils voulu, comme presque en toutes les fictions mythologiques, cacher aux gens vulgaires un sens profond, et nous apprendre que toutes nos connaissances reposent essentiellement sur les principes élevés du monde métaphysique.

Quoi qu'il en soit de cette origine fabuleuse, la nécessité dut être la première source de la pratique chirurgicale. Si l'homme a été obligé d'abord de disputer aux divers êtres de la création les matériaux nécessaires à sa nourriture et toute son existence végétative, il a eu nécessairement recours à la violence : de-là, des blessures données et reçues, des maladies chirurgicales à traiter. Aussi est-ce parmi les chefs des peuples, parmi les guerriers fameux, que l'histoire nous présente les premiers praticiens. Chiron, Machaon, Podalyre, Achille lui-même, et tous les héros immortalisés par Homère, mettaient autant de soin et de gloire à savoir panser les blessures qu'à les déterminer chez leurs ennemis.

Ce furent donc des faits qui servirent de base nécessaire à la chirurgie ; ce furent des observations isolées, restreintes aux maux les plus fréquents et les plus apparents, qui inspirèrent les premières lois de l'art. La chirurgie commença donc, et cela d'une manière obligée, par être empirique, soit parce que les faits examinés isolément durent inspirer des remarques fort bornées, soit parce que, les études n'étant pas dogmatisées, les corollaires, disparaissant souvent avec le praticien, n'avaient, pour être contrôlés ou agrandis, que la voie fort incertaine de la traditive orale.

Dans la suite seulement, et lorsque les observateurs plus nombreux et plus célèbres purent profiter de l'héritage d'un passé déjà très-reculé, lorsque les autres connaissances humaines eurent pris aussi un certain développement, les conclusions tirées des faits furent mieux connues, mieux appréciées, plus étendues, et la chirurgie se dogmatisa par les efforts de la famille des Asclépiades. La pathologie chirurgicale a donc passé par les phases obligées de toutes les sciences, d'abord par l'étude des observations considérées sans liaison ordinaire entre elles, et plus tard par la systématisation.

Lorsque des circonstances politiques vinrent replonger toutes les connaissances humaines presque dans leur chaos primitif; lorsque, après Hippocrate et Celse, les sciences pâlirent et semblèrent s'éteindre, la chirurgie retomba à son premier état, à l'empirisme de son enfance d'où la retira l'un des plus puissants génies de notre ère, le médecin de Pergame. Mais à la suite de ce grand homme les malheurs des temps se renouvelèrent, et de nouveau la pathologie externe redevint presque empirique et grossière sous les mains des Arabes et de la plupart des Arabistes.

La nécessité de la généralisation se fit bientôt sentir, et trouva d'éloquents partisans dans Roger, Anselme de Porta, Raymond de Molières et plusieurs autres professeurs de cette Ecole, les prédécesseurs et les maîtres de notre célèbre Guy de Chauliac. Dans sa *Grande Chirurgie*, cet homme supérieur du xiv\ siècle rappelle et agrandit les anciennes bases de la science chirurgicale. Après lui l'art languit, le dogmatisme exagéré de Galien est encore outré par les Arabistes, et la pratique se réduit à l'emploi ordinaire de topiques infiniment variés ou d'appareils mécaniques effrayants.

Toutefois le xvi\ siècle enfanta un autre restaurateur de la chirurgie rabaissée, et lui rendit tout son premier lustre. A. Paré fit alors ce que Guy de Chauliac avait opéré deux siècles avant; il montra, et par l'exemple et par les préceptes, que la chirurgie n'aurait jamais dû descendre de son rang scientifique. Sans égaler son illustre maître, Pigray servit à vulgariser ses leçons et à entretenir son feu sacré.

Voilée encore pendant le siècle suivant par des disputes scandaleuses et inutiles, la chirurgie participa à l'essor imprimé à toutes les sciences par l'esprit d'indépendance moderne, s'agrandit de plus en plus, s'éleva progressivement au degré où elle se trouve aujourd'hui, par les efforts soutenus d'hommes dont les noms et les œuvres vous sont connus, et parmi lesquels nous comptons plusieurs de nos maîtres. Ces oscillations fréquentes et semblables se sont fait ressentir dans tous les centres d'enseignements : « A Montpellier, comme partout ailleurs, dit le professeur Estor (1), la chirurgie a été d'abord superstitieuse, puis positive ou empirique, et enfin dogmatique ou scientifique. »

Il est donc dans la nature des choses de trouver la grandeur et la perfection dans les principes élevés, dans l'idéal de toutes nos connaissances, et de descendre ou de se dégrader à mesure qu'elles s'éloignent de ces hautes régions du sentiment et de l'intelligence. Voilà le grand enseignement qui découle de cette revue rapide de l'histoire de notre art ; voilà des résultats qui vous indiquent l'esprit qu'il faut apporter dans l'appréciation des faits dont vous devez peser la valeur au point de vue des principes immuables de la science.

Nous l'avons dit, la chirurgie n'est pas une science isolée, son domaine n'est pas rigoureusement limité ; non-seulement elle se lie à la pathologie interne de la manière la plus étroite, mais encore elle a des rapports avec beau-

_____

(1) Discours sur la chirurg., etc., novembre 1841, pag. 1.

coup d'autres sciences médicales. L'hygiène l'éclaire sur l'influence avantageuse ou défavorable des divers corps de la nature ; la diététique lui communique le fruit de ses remarques touchant la part du régime dans la production ou la curation des maladies externes ; la physique et la chimie lui fournissent des notions précieuses sur l'action de plusieurs causes pathologiques et sur la constitution ou sur l'emploi de certains remèdes externes ou internes ; enfin, l'anatomie physiologique ou pathologique lui livre des secours bien plus importants encore : il est du ressort de la pathologie chirurgicale générale d'examiner rapidement les rapports de la chirurgie avec les principales de ces connaissances médicales.

Et, d'abord, l'*anatomie* apporte à la pathologie chirurgicale les notions premières que tout médecin doit posséder. « Tout artiste, disait le professeur Henri de Hermondavilla (1), est obligé de connaître le sujet sur lequel il travaille ; s'il ne veut commettre des fautes incessantes ; le chirurgien agit souvent de la main sur le corps de l'homme ; il doit donc savoir la structure de l'organisme avec tout le soin et toute l'étendue que demande un sujet aussi compliqué et aussi intéressant. »

Comment comprendre, sans des connaissances anatomiques étendues, le mécanisme des contusions de l'orbite dans la production de l'amaurose traumatique ? Comment se rendre raison de la migration au loin des abcès vertébraux, sans se représenter, avec M. Bourjaut Saint-Hilaire, le trajet des paires rachidiennes (2), ou la disposition des plans fibreux et des autres organes voisins de la carie ? N'est-ce pas la dissection attentive des nombreuses divi-

(1) Traité de chirurgie, manusc., 1306, Montpellier.
(2) Revue médicale, 1835.

sions et des anastomoses fréquentes des branches vasculaires, qui porta John Bell, Haller, Scarpa à secouer le
préjugé reçu jusqu'au dix-septième siècle sur le danger
imminent de lier les troncs artériels?

Que n'aurais-je pas à dire à cet égard, si, développant
la loi des analogies pathologiques entre les tissus semblables de l'économie, je vous montrais les séreuses, les
vaisseaux, les muqueuses, les articulations, etc., parti-
cipant facilement aux maladies d'un organe homogène et
d'abord lésé d'après la loi des sympathies vitales et organiques si bien établies par Barthez, Dumas, Dupuytren et
Laennec! Mais la nécessité de l'anatomie pour le chirurgien est tellement évidente que je ne devrais pas insister
davantage sur une telle matière.

Toutefois, je ne puis m'empêcher de rappeler à votre
souvenir l'anatomie des rapports si bien étudiée en
France, depuis Allan Burns, par MM. Blandin, Velpeau,
Malgaigne et Pétrequin. « Qui oserait, dit à cet égard le
professeur Estor (1), sans une connaissance exacte du
creux de l'aisselle, porter un instrument tranchant, ouvrir
un simple abcès dans ce lieu où la plus légère erreur
peut presque donner la mort? Qui oserait lier l'artère
carotide, pratiquer la lithotomie, faire l'ouverture des
voies aériennes, s'il ne connaissait, dans leurs plus petits
détails, les régions où s'exécutent ces opérations délicates? »

L'anatomie pathologique a rendu à la chirurgie des
services signalés, surtout en ces dernières années. Si,
pour explorer sûrement nos parties, il faut en connaître
la structure approfondie; pour arriver à découvrir toutes
les conditions des problèmes pathologiques, il n'est pas

---

(1) Cours d'anat. médic., t. Ier, p. 35, Montpel. 1833.

moins évidemment indispensable de savoir l'état des
organes altérés par la maladie. Les fractures longitudi-
nales des os longs furent mises en doute par J.-L. Petit (1);
et leur existence fut démontrée seulement lorsque
Léveillé (2) eut apporté sous les yeux de l'Institut des
pièces à l'appui. Long-temps les dégradations du système
osseux furent couvertes d'un voile que l'anatomie pathologique a éloigné en partie par les recherches de M. Ray-
naud (3), Rust de Berlin (4) et du professeur Dubrueil (5)
sur les maladies de l'organe médullaire. Parlerai-je de
l'histoire des luxations dont les espèces ont été non moins
appréciées récemment par les recherches cadavériques
de MM. Sédillot (6), Malgaigne (7) et du professeur
Bouisson (8)?

En étudiant la disposition anatomique de la moelle et de
la colonne vertébrale chez les fœtus et les nouveau-nés,
Geoffroy Saint-Hilaire (9) et le professeur Dugès (10) y
ont reconnu les traces dans un travail pathologique opéré
pendant la vie intra-utérine ; et la cause secondaire de
l'hydrorachis, du spina-biffida et de plusieurs autres
vices de conformation du centre céphalo-rachidien. Qui de
vous ignore combien les *recherches anatomo-pathologiques*
du professeur Lallemand (11) ont éclairé les maladies de

---

(1) Traité mal. os., tom. II, p. 8.
(2) Nouv. doct. chir., tom. II, pag. 158.
(3) Archiv. gén. méd., 1831, pag. 178.
(4) Mém. hôp. du Midi, t. I.
(5) Journ. hebdom. 1834, tom. IV, p. 226.
(6) Journ. con. méd. chir., t. II, pag. 249.
(7) Gazette méd., Paris, t. III, pag. 73, 1832.
(8) Journ. Soc. méd. prat. Montp. 1843.
(9) Philosophie anatom., t. II.
(10) Ephémér. méd., Montpell., t. IV, 1827.
(11) Lettres anat. pathol. sur l'encéph., etc., Montpel.

l'encéphale? Le mécanisme de la curation des lésions réputées chirurgicales a été fréquemment mise dans tout son jour par les travaux du même genre : il me suffit de vous rappeler les observations de Duhamel Dumonceau (1), de Troja, du professeur Vigarous (2) sur la formation du cal ; les belles recherches du professeur Delpech sur la cicatrisation et le tissu inodulaire (5) ; les études nombreuses sur les procédés de l'inflammation faites par Thomson, Hunter, Gendrin.

Toutefois ces travaux anatomo-pathologiques ont eu des conséquences larges et solides, seulement quand ils ont été dirigés par les vues saines de la philosophie hippocratique. Ainsi, tout en rendant justice aux heureuses et pénibles investigations faites dans ce siècle sur les résultats de la phlogose, le célèbre professeur Lordat (4) ajoute : « Les chirurgiens parlent de la division de l'inflammation admise par Hunter, en inflammations : 1° suppurative ; 2° adhésive ; 5° indurative ; 4° suppurative. Cette division exprime quelques-uns des faits que l'on observe à la suite de l'inflammation. Mais les chirurgiens ne recherchent pas pourquoi l'inflammation prend une telle terminaison et non pas une autre. Est-ce que ces terminaisons sont subordonnées à des causes externes et fortuites ? Ne sont-elles pas des buts vers lesquels tend l'opération vitale, suivant les besoins du moment ? »

Telle est la manière dont il convient d'interpréter l'anatomie pathologique, pour qu'elle répande une clarté permanente et légitime sur la connaissance et le traitement des maladies externes. Il faut, en outre, ne pas tomber

---

(1) Mém. Acad. scienc. 1741.
(2) Mémoire sur la régén. des os, etc., Montpell. 1788.
(3) Chirurg. cliniq. de Montpell., 1823, tom. II, pag. 377.
(4) Note manuelle.

dans l'indifférence et l'oubli des antagonistes de l'humorisme bien interprété, si l'on veut posséder une connaissance satisfaisante de beaucoup de lésions chirurgicales. « Combien d'amputés, dit le professeur Serre (1), n'ont-ils pas succombé à la suite de la phlébite, sans que l'on se doutât de la cause qui avait entraîné leur mort ? Que sera-ce, lorsque l'étude des altérations que peuvent éprouver les liquides aura été poussée aussi loin que celle des solides? »

La *médecine interne* apporte aussi à la connaissance des maladies réputées chirurgicales une lumière non moins vive que les sciences dont nous venons de parler. Les diathèses scrofuleuse, syphilitique, calculeuse, rhumatismale et toutes les affections morbides déterminent souvent des lésions organiques pour lesquelles les soins du médecin opérateur deviennent indispensables. Les blessures et la plupart des maladies externes se ressentent des intempéries actuelles, de sorte que le véritable chirurgien est obligé de s'enquérir, comme le professeur Fages l'enseignait dans cette Ecole, « de l'influence des maladies internes et des constitutions régnantes sur les maladies chirurgicales (2). »

L'homme de l'art a besoin d'appliquer constamment la belle analyse clinique formulée par les illustrations de notre Ecole, afin de reconnaître les complications variées dont les lésions chirurgicales sont trop souvent l'objet, comme l'a établi le professeur Vigarous (3). Le célèbre professeur Dumas n'a-t-il pas appris, à la faveur de la méthode analytique, à découvrir et à traiter les fièvres rémittentes malignes qui compliquent parfois l'état des

(1) Recherches sur la clinique, Montpel., 1833, pag. 97.
(2) Eloge de Fages, etc., par Dugès, Montp., 1836, p. 26.
(3) Complic. sympt. vénér., etc., Montpellier 1780.

blessés entassés dans les hôpitaux (1) ? Dessaussoi et
Delpech ne nous ont-ils pas montré les terribles conséquences de la pourriture d'hôpital (2) ; Desault n'avait-il
pas reconnu la nécessité de combattre l'embarras gastrique survenant trop de fois à la suite des plaies du crâne (5)?
« Un homme eut, dit le Dr Sernin (4), après l'opération
de la taille, une hémorrhagie qui se renouvela les jours
suivants sans cause apparente, malgré l'emploi des topiques méthodiquement appliqués : le professeur Méjan,
prenant en considération ce retour périodique, pensa que
la cause des accidents était interne et due au même principe que les fièvres intermittentes ; il fit administrer le
kina, et un succès complet prouva la justesse du diagnostic. » — Après tout ce que nous avons dit touchant
l'unité de la science médicale, ces exemples suffisent pour
montrer la nécessité de la connaissance de toutes les
affections internes pour le véritable médecin opérant.

Si nous n'avions à nous en occuper plus loin, ce serait
ici une occasion favorable de signaler les services que la
pathologie externe retire de l'hygiène, de la matière médicale, ainsi que des sciences physiques. Le rapprochement entre ces dernières sciences et celle dont il s'agit
dans ce travail, a été surtout approfondi par le célèbre
professeur Dugès, dans un mémoire plein de vues ingénieuses et pratiques (5).

Ajoutons cependant quelques mots touchant les services
que la chirurgie retire de la pathologie comparée. Sans

---

(1) Mém. Soc. méd., Emulat. Eloge de Dumas, pag. 77.
(2) Mémoire sur la pourriture des hôp., Montp. 1812.
(3) Journ. de chirurg.
(4) Thèses de Montpellier, n° 182.
(5) De l'influence des sciences médicales et accessoires sur les
progrès de la chir., Montp. 1827.

doute, il existe entre l'homme et les animaux les plus rapprochés de lui des différences très-profondes et très-nombreuses. Néanmoins, on ne saurait méconnaître, entre tous les mammifères, de grandes analogies sous le rapport vital ou interne; et, à ce point de vue, on peut retirer des avantages incontestables de l'étude de la pathologie comparée. D'abord, il y a plusieurs maladies qui se développent spontanément sur les animaux et nullement chez l'homme auquel cependant elles se transmettent parfois. Ainsi, la pustule maligne, la vaccine, la morve, le farcin, la rage se forment chez certains mammifères et atteignent ensuite l'espèce humaine. Aussi, est-ce l'étude des animaux malades qui a fait souvent connaître les causes, les caractères, le traitement le plus convenable de ces terribles lésions morbides.

Les funestes résultats de l'entrée de l'air dans les veines, et les conditions principales de la production de ces accidents ont été mieux précisés, contrôlés par les expériences de Nysten, Bichat, Amussat qui sont venues confirmer les observations cliniques de Dupuytren et de Delpech. Les monstruosités de l'axe cérébro-spinal et de presque toutes les parties du corps ont été élucidées par les recherches comparées de Geoffroy Saint-Hilaire, Serres de l'Institut et Dugès. Les caractères et les conséquences de la mélanose ont été établis par les travaux de pathologie comparée des professeurs Breschet, Dupuy, etc. Les paralysies partielles, les névroses faciales ont été éclairées par les expériences de Ch. Bell; nous avons été témoins des expériences nombreuses de Delpech faites sur des rongeurs touchant la membrane pyogénique. Ce peu de mots suffit pour montrer l'utilité de l'étude des animaux dans la pathologie chirurgicale.

Nous avons assez insisté, soit précédemment, soit dans

un autre ouvrage (1), sur la philosophie et la méthode nécessaires à l'étude et à l'enseignement de la science générale des maladies ; je ne saurais, du reste, trop vous engager, en terminant, à lire et à méditer le beau travail du professeur F. Bérard sur cette matière (2).

CHAPITRE TROISIÈME.

ESSAI GÉNÉRAL SUR LA NOSOLOGIE CHIRURGIGALE.

Sans l'étude des principes généraux de la science, non-seulement la connaissance des maladies resterait dans les régions lès plus infimes et dans une enfance presque continue, mais encore les faits sans cesse isolés et sans cesse multipliés fatigueraient l'esprit et la mémoire la plus favorisée. La considération des lois qui régissent les cas pathologiques, établit entre eux de nombreux points de contact et des analogies qui permettent de les arranger sous des groupes peu nombreux, rationnels, de les retrouver au besoin, et d'y réunir sans efforts les observations journalières : tel est l'esprit et le but des classifications.

Nous l'avons aussi démontré, les distinctions propres à soulager le travail intellectuel n'étant pas dans la nature des choses, il n'est point surprenant que les auteurs aient beaucoup varié sur la manière de distribuer les lésions pathologiques ; il n'est point surprenant non plus de reconnaître dans les classifications les plus vantées des imperfections inévitables.

Sous la dénomination d'artificielle et de naturelle on comprend deux modes de classifications, dont l'une prend un fort petit nombre ou même une seule base le

---

(1) Précis de la doctr. méd. de Montpellier 1843, 3º édit.
(2) Disc. génie de la méd. et son mode d'enseignement, Montpellier 1827.

plus souvent arbitraire, dont l'autre repose sur un plus grand nombre de bases puisées dans l'observation de la nature elle-même, sans tendance systématique d'en restreindre le nombre, ni de choisir dans tel ou tel autre ordre de faits. C'est là le motif de la distinction des systèmes et des méthodes dans toutes les sciences : ainsi Haüi, en minéralogie, fait reposer sa classification sur la seule forme du noyau cristallin ; Berzélius, pour les corps chimiques, sur les propriétés électriques ; Tournefort, pour les végétaux, sur la forme de la corolle, et Linné, sur le nombre des organes génitaux ; de Blainville, en zoologie, sur les caractères de la surface du corps des animaux. De même, en pathologie, Thémison établit la distinction des maladies sur le *strictum* et le *laxum* ; Haller, sur l'irritabilité ; Brown, sur l'incitabilité ; Rasori, sur le stimulus et le contro-stimulus ; Broussais, sur l'irritation, etc. : ce sont là tout autant de systèmes.

Au contraire, comme notre Magnol et Jussieu pour la botanique, Linné et Cuvier pour la zoologie, Sauvages, en pathologie, a fait une classification méthodique ou naturelle, car il n'a pas pris un seul ou deux caractères, mais autant que la nature lui en offrait de différents pour les diverses espèces de maladies ; il n'a pas choisi ces bases nosologiques *à priori*, et constamment dans les altérations de fonctions ou d'organes, mais tantôt dans l'un, tantôt dans l'autre, d'autres fois enfin dans l'un et l'autre en même temps. Que le célèbre nosologiste de cette Ecole se soit trompé en certains cas, c'est là une conséquence des obscurités de la science à son époque, et de l'exagération des véritables principes en nosologie. Les progrès de l'observation médicale ont apporté dans la classification et la nomenclature des modifications dont nous donnerons plus loin un aperçu.

« Je transcris ce que j'ai observé, dit Alibert (1), m'in-
quiétant peu de ce qu'on a dit avant moi. Quand on voit
de si près la nature, quel besoin a-t-on de recourir aux
travaux des Grecs ou des Arabes? Tout étalage d'érudition ne serait qu'un vain jeu pour la science. » Je suis
persuadé que l'habile professeur de Paris ne voudrait pas
maintenant que l'on agit à son égard en conséquence du
singulier principe qu'il défend. Sans doute, l'érudition
de mauvais aloi, cette érudition toute de parade que l'on
puise dans les thèses ou dans la plupart des dictionnaires
de nos jours, a plus d'inconvénients que d'avantages.
Sans doute, quand il s'agit d'un sujet tout-à-fait neuf les
travaux anciens ne sont pas d'une grande utilité; mais
lorsqu'une question scientifique quelconque a été étudiée
par des hommes éminents, seraient-ils Grecs ou Arabes,
il est indispensable à un auteur surtout de s'enquérir des
enseignements de l'histoire. En agir autrement, n'est-ce
pas reporter toujours la médecine à son point de départ,
n'est-ce pas condamner soi-même à l'oubli ses propres
travaux?

Si la plupart des systématiques eussent eu un peu plus
d'érudition, n'auraient-ils pas reconnu la vanité de leur
idée et de leur théorie, en voyant la voie suivie par eux
démontrée fausse par l'expérience des siècles écoulés?
Les systèmes de l'irritabilité, excitabilité, stimulus,
irritation, auraient-ils tant agité la science si leurs auteurs avaient reconnu qu'ils copiaient les opinions con-
damnées de leurs devanciers? Comment sans érudition
saurions-nous les instruments inventés et justement abandonnés, les médicaments essayés sans succès dans une
foule de maladies? Pour faire bien et mieux que nos

---

(1) Précis théorique et pratique sur les maladies de la peau,
tom. Ier, pag. 1.

prédécesseurs, il est donc indispensable de connaître les travaux des principaux auteurs qui ont écrit sur les mêmes matières.

Les analogies et les différences des maladies chirurgicales sont nombreuses, souvent difficiles à saisir. La classification de ces lésions pathologiques peut être faite de manières plus ou moins défectueuses; ce sont là des raisons péremptoires de la nécessité de consulter les essais les plus vantés à diverses époques, afin de profiter aujourd'hui de leurs qualités comme de leurs défauts. Ne rencontrant pas dans les œuvres hippocratiques de classifications des maladies chirurgicales, nous sommes obligé de consulter d'abord le livre de Celse, qui écrivait vers le commencement de notre ère. Selon cet auteur (1), les Grecs divisaient les maladies en *aiguës* et en *chroniques*, taxonomie rejetée par l'Hippocrate latin, qui ajoute: « Je diviserai les maladies en celles qui semblent attaquer tout le corps, et en celles qui sont propres à chaque partie. » Il parle d'abord des blessures en général, et ensuite, suivant les régions du corps qu'elles atteignent, des plaies faites par morsures et par divers animaux; il s'occupe plus loin des altérations provenant de causes internes, puis de celles propres à chaque partie de l'organisme, enfin des différentes lésions des os.

Cet arrangement est à peu près celui adopté dans l'ouvrage du célèbre Boyer (2), qui établit trois classes de maladies: 1° celles occupant tous les tissus et tous les organes du corps humain, 2° les maladies des tissus, 5° celles des régions et des organes en particulier : cette division me paraît un simple complément d'une classification large et rationnelle.

---

(1) De la médecine, pag. 83. édit. Encycl.
(2) Traité des maladies chirurgicales. 1814.

N'ayant pas exposé une distribution méthodique des maladies externes, Galien a du moins bien formulé le principe qui doit servir de guide en pareille matière. « Les maladies, dit-il (1), doivent être divisées de manière que les lésions particulières ne diffèrent pas trop entre elles, et se classent assez aisément, de sorte que ce que l'on cherche puisse être retrouvé parmi un petit nombre de divisions qui ne soient pas trop nombreuses pour faire perdre les avantages des classifications. » Sans nous arrêter aux distinctions nosologiques trop subtiles de Galien, basées sur les éléments supposés de la nature, les qualités non moins hypothétiques de ces éléments généraux, le jeu bizarre des humeurs, et appliquées principalement à la médecine interne ; j'arrive au restaurateur de la chirurgie au moyen-âge, Guy de Chauliac.

Après avoir exposé les généralités de la pathologie et de la chirurgie, ce célèbre praticien s'occupe d'abord de toutes les lésions qui, faisant plus ou moins de saillie à la surface du corps, ont été comprises pendant long-temps sous la dénomination de *tumeurs* : abcès, pustules, anthrax, érysipèles, dartres, squirrhe, hernies, tels sont les objets dont il traite d'abord en général, et ensuite dans chaque partie du corps. Exposant, en second lieu, les différentes *blessures*, il distingue les diverses plaies des téguments, des muscles, des veines et des artères, des nerfs, des os et des articulations, soit en général, soit dans les principales parties de l'organisme. Les *abcès* multipliés font l'objet du chapitre suivant ; les *fractures* et les *luxations* viennent ensuite ; la goutte, la ladrerie ou lèpre des Arabes composent un autre livre. Après avoir ainsi parlé des maladies chirur-

---

(1) OEuvres traduct. du latin, 1542, tom. IV, pag. 594.

gicales, dont les diverses parties du corps peuvent être atteintes, Guy de Chauliac passe en revue tous les organes de l'économie, en décrivant les altérations pathologiques qui leur sont particulières. Ainsi, s'occupant d'abord de la tête, il étudie les teignes, les diverses altérations de la face et les *embellissements* que la chirurgie peut lui procurer ; là, il examine les nombreuses maladies des yeux en maître habile, en profond penseur. Les lésions des organes des sens, du tronc, des membres, sont ensuite décrites, et les maladies des parties sexuelles ne sont pas oubliées. Enfin, il consacre un dernier chapitre à l'exposé des topiques et de la chirurgie ministrante.

Sans doute, cette distribution des maladies chirurgicales n'est pas sans défauts, sans doute elle rappelle en bien des points le livre de Celse ; néanmoins elle présente des perfectionnements bien évidents. Ainsi, l'auteur latin parle des ulcères à la suite des blessures, ensuite des maladies propres à chaque partie du corps ; il s'occupe plus loin des contusions, revient aux maladies particulières aux différents organes, et néglige ces exposés généraux dont le professeur du moyen-âge a eu soin de faire précéder chaque chapitre de son ouvrage. Enfin, on rencontre en ce dernier des aperçus plus pratiques et plus multipliés que dans le beau livre de l'encyclopédiste romain.

Du reste, il faut l'avouer, les répétitions inévitables avec un pareil plan, la multiplicité des divisions, ne sont pas les seuls inconvénients de la distribution nosologique adoptée par Celse et Guy de Chauliac, et les savantes *annotations* du professeur Laurent de Joubert n'ont pu effacer ces défauts. Joubert semble, en plusieurs points de ces additions, avoir senti la nécessité de simplifier la classification des maladies chirurgicales et les bases

moins défectueuses sur lesquelles on l'a fait reposer plus
tard. Ainsi, il rassemble un grand nombre d'altérations
pathologiques sous la dénomination de *maladies organi-*
ques (1) ; il range toutes les blessures sous le nom de violences, etc.

Le célèbre A. Paré a suivi à peu près le plan de son
prédécesseur *le bon Guidon*, comme il l'appelle (1561) ;
toutefois, on rencontre dans ses excellentes œuvres
plusieurs livres distincts sur des sujets presque effleurés
dans la *Grande Chirurgie* : ainsi, les livres sur les fièvres,
la vérole, etc., sont traités avec beaucoup plus d'étendue ;
enfin plusieurs livres, ceux sur les monstres, les plaies
d'arquebuse, sont entièrement neufs (2).

Je ne parle pas de Pigray, dont l'*Epitome* (3), publié
un demi-siècle environ après l'ouvrage de son maître,
eut pour tout mérite de vulgariser un peu plus la science
chirurgicale, sans en agrandir les richesses. En 1739,
Laurent Heister fit paraître son remarquable travail (4),
où il examine d'abord les blessures, les fractures, plus
loin les luxations, ensuite les tumeurs, les ulcères ; où
enfin il traite fort largement des maladies de chaque partie du corps, et des opérations qu'elles réclament. Ici les
tumeurs, qui occupaient le premier rang dans les classifications adoptées par les plus anciens de nos auteurs,
sont rejetées après les résultats des agents vulnérants.
Mais plus tard l'ordre primitif, établi dans le *Guidon* des
chirurgiens, se retrouve au milieu des œuvres de Lamo-
the, Hévin, et la plupart des écrivains du siècle dernier.

Presque toutes les maladies réputées chirurgicales fu-

---

(1) Grande Chir. de Guy de Chauliac, 1363; annot. Montp. 1585.
(2) OEuvres complètes d'Amb. Paré. Edit. Malg. 1840.
(3) *Epitome præceptorum medicinæ, chirurgiæ*, etc., 1612.
(4) *Institutiones chirurgicæ*, 1739, in-4°.

rent renfermées par Sauvages (1) dans la première classe, celle des *vices*, où se trouvent les taches, les efflorescences, les tumeurs humorales, etc. Le professeur de Montpellier examine séparément les *maladies traumatiques*, telles que les plaies, les contusions, les fractures, etc.; pour lui, tous ces *vices*, tous ces résultats traumatiques, et les autres lésions superficielles, sont vulgairement appelés *maladies chirurgicales*. Notre illustre nosologiste s'occupe d'abord, sous la dénomination de vices, évidemment des différentes sortes de *tumeurs*; puis il traite des *blessures*, et ensuite des affections morbides, presque toutes confiées au médecin. S'il y a là quelque tendance à faire certains rapprochements plus simples et plus rationnels, le plan du *Guidon* est à peu près suivi.

En 1815, Richerand proposa une classification plus claire, plus simple, et fondée sur des analogies plus frappantes entre les maladies externes (2). Il divisa celles-ci en trois classes, dont la première comprenait les violences sous le nom de lésions *physiques*, la seconde réunissait toutes les maladies appelées déjà *organiques*, la troisième enfin rassemblait toutes les lésions caractérisées par un trouble fonctionnel seulement, ou lésions *vitales*. Quelques années plus tard (3), l'illustre Delpech adopta à peu près cette distinction: ainsi, dans son ouvrage, il s'occupe d'abord de l'inflammation, des gangrènes, des solutions de continuité, des difformités, des corps étrangers, des déplacements, puis des lésions vitales, et enfin des lésions organiques.

---

(1) Nosolog. méthod. Montpel. 1731, tom. Ier, pag. 375.
(2) Dictionn. des scienc. méd., tom. V, pag. 76.
(3) Précis des maladies réputées chirurgicales, Montp. 1816.

Enseignée successivement par les professeurs Dugès (1),
F. Bérard (2), Estor (5), Bouisson (4), Serre, elle s'est
généralement répandue dans notre Ecole (5). Il ne faut
pas croire toutefois que cette classification de maladies
mérite un attachement religieux; elle a ses imperfections
inséparables de son objet même, comme nous l'avons dit
précédemment. « Si nous avions jamais à réaliser le plan
en question, dit le professeur Serre (6), nous penche-
rions volontiers vers la classification admise par le professeur Richerand, et nous traiterions successivement des
lésions physiques, organiques et vitales, non pas que ce
mode de distribution des maladies soit à l'abri de tout reproche, mais parce qu'il facilite le travail et permet à
l'esprit de s'élever par degrés aux idées les plus complexes: cet ordre est indiqué par la nature. Si toutes nos
connaissances viennent des sens, dit Condillac, il est évident que c'est aux idées sensibles à préparer l'intelligence
des notions abstraites. »

L'importance méritée de cette distribution des maladies
chirurgicales étant ainsi bien comprise, il est nécessaire
de signaler la valeur attachée à chacune de ses grandes
divisions, et les subdivisions qu'elles comportent. Et
d'abord, on le voit, on prend pour base de la classification
le caractère sensible le plus frappant et le plus constant.
La nature du mal, ses causes, les indications dont il est
la source, offrant trop de mobilité suivant les cas infinis,
ne pouvaient se prêter à cette simplicité conventionnelle.

---

(1) Leçons orales, 1835.

(2) Appl. anat. méd. prat., pag. 633

(3) Cours d'anat. méd., Montpellier, 1833, tom. Ier, pag. 130.

(4) Leçons orales, 1842.

(5) Précis de la doct. méd., Montpellier, 1843, pag. 138, 3e édit.

(6) Rech. sur la clin., Montpellier, 1833, pag. 61.

Lorsque la continuité ou les rapports des parties du corps humain sont changées de manière à troubler l'état normal, sans que les tissus présentent aucune trace de travail pathologique, il existe une lésion atteignant simplement l'aspect physique des organes, et de-là l'expression de lésions *physiques* ou *mécaniques* appliquée à toutes les maladies offrant ce caractère très-manifeste. Les diverses espèces de blessures, superficielles ou profondes, simples ou composées, rentrent dans cette catégorie. Là viennent se ranger aussi les difformités congéniales qui ont aussi le même caractère matériel, et qui ne présentent point d'indices d'une altération morbide, ni d'un travail pathologique prononcé.

Ainsi, le *bec-de-lièvre* est une difformité ordinairement constituée par un défaut des rapports ou un écartement des deux moitiés de la lèvre supérieure, avec ou sans la même lésion de la voûte palatine. Les bords de la scissure labiale n'offrent point de traces d'inflammation ni de toute autre affection morbide ; l'organisation de ces bords est analogue à celle des lèvres normales : voilà une lésion dont le caractère constant le plus saillant est un changement *physique* des parties. Le spina-bifida, les piedsbots, le strabisme, les anomalies notables des vaisseaux et des nerfs, et une foule d'autres lésions congéniales dans lesquelles on ne découvre pas les résultats évidents d'un travail pathologique, méritent d'être groupés ensemble. Il ne faut pas, en effet, confondre ces vices de conformation avec les véritables maladies du fœtus ; car le nouvel être est sujet à toutes les affections morbides observées ordinairement chez l'adulte. Il y a donc dans la classe des *lésions physiques* ou *mécaniques*, deux ordres : 1° les lésions physiques congéniales ; 2° les lésions physiques accidentelles, ou ce que Sauvages appelle les *maladies traumatiques*.

Aux caractères des anomalies ou difformités dont nous venons de parler, nous croyons pouvoir joindre les suivants. L'étude de l'anatomie comparée a conduit l'école de Geoffroy Saint-Hilaire à soutenir que l'embryon humain passait dans son développement par une série de phases organiques correspondantes aux formes normales des invertébrés et des vertébrés. D'après cette théorie, le développement de l'homme peut s'arrêter à un état inférieur dans tout son corps ou dans un de ses organes seulement, et présenter des difformités qui répètent la conformation normale de certains animaux : et de-là l'explication des anomalies par un *arrêt de développement*.

Mais, quoique ce soit là l'énoncé d'un résultat et non d'une cause, et une loi fort contestée récemment eu égard aux atrésies, aux transpositions, etc., nous pensons que c'est là une vue ingénieuse, une explication commode, quoique hypothétique. Toutefois, on peut s'en servir pour se rendre plus aisément compte de certaines anomalies ; tandis qu'il faut poser comme autre loi que toute difformité dont on ne trouve point d'analogie dans les formes permanentes des vertébrés est l'effet d'un travail pathologique. Ainsi, le manque partiel ou total de l'encéphale, l'atrésie de l'anus, du vagin, etc., sont des résultats d'une maladie intra-utérine. Certaines difformités sont dépendantes de l'un et l'autre mécanisme ; il y a maladie et arrêt de développement dans le même cas, soit que la formation des organes se soit d'abord arrêtée, ou que le travail pathologique ait précédé. Le spina-bifida, par exemple, la luxation congéniale de la hanche, sont dans cette catégorie.

Beaucoup de maladies réputées chirurgicales ont un caractère sensible non moins prononcé et non moins constant que celui des lésions renfermées dans la classe précédente. Un grand nombre de changements pathologiques de nos parties résultent de l'action prolongée d'une affection morbide, de l'inflammation, des affections scrofuleuses, syphilitiques, cancéreuses, etc.; de sorte que les tissus ainsi travaillés ne présentent plus leur densité, leur couleur, leur texture primitive ; ils sont indurés, ramollis, colorés de teintes anormales, transformés même soit en des tissus étrangers à l'économie saine ou à leur structure régulière : tels sont les ulcères, les gangrènes, les abcès, les tumeurs blanches, la carie, la nécrose, le cancer, les kystes, etc., et enfin toutes les dégradations de la trame des tissus normaux. A ces maladies, dont le caractère commun est bien facile à saisir, on attache depuis bien long-temps la désignation de *lésions organiques*, qui composent la seconde classe des maladies réputées chirurgicales.

Mais si l'on étudie ces altérations en elles-mêmes, on verra facilement que les unes présentent un changement simple de leur tissu primitif, sans transformation ni dégénérescences, et que les autres consistent en ces dernières dégradations, ou enfin dans la production de matériaux nouveaux. De-là encore deux ordres dans la classe des *altérations organiques* : 1° les désorganisations simples ; 2° les productions nouvelles ou *dysgénèses*, où se rencontrent les dégénérescences cancéreuses, lardacées, fongueuses, les tumeurs érectiles, les kystes, les concrétions, les entozoaires, etc.

Si l'on se bornait aux caractères tirés des changements palpables de nos tissus, on passerait sous silence beaucoup de maladies du domaine de la chirurgie, et la plupart de celles dont s'occupe la pathologie interne : les *lésions vitales*. L'amaurose essentielle, le strabisme dynamique, la surdité nerveuse, les névroses diverses, les cachexies,

les fièvres, et une foule d'autres lésions morbides dont les
caractères sensibles et permanents sont simplement un
trouble particulier des fonctions, méritent d'être réunis
dans une troisième catégorie doublement bien dénommée
classe des *lésions vitales*; car le caractère et la nature, les
symptômes et le fond, tout démontre un vice dans la vitalité. En nous servant, du reste, de l'expression d'organique
ou de mécanique pour les autres maladies externes, nous
n'oublions pas le rôle de la vie ni les affections morbides,
et nous regardons les altérations organiques comme ayant
été dynamiques avant de devenir sensibles, et étant,
pour les yeux de l'observateur, organiques et vitales en
même temps. Essayons d'exposer cette distribution des
maladies chirurgicales dans un court tableau synoptique.

Classification des Maladies réputées Chirurgicales.

PREMIÈRE CLASSE. — *Lésions physiques ou mécaniques.*

1er Ordre. *Lésions congéniales ou anomalies, difformités.*—Exemples :
absences, multiplicités, réunions, divisions, déviations; bec-de-lièvre, spina-bifida, atrésies de l'anus,
de l'utérus, etc.

2e Ordre. *Lésions accidentelles ou traumatiques.* — Exemples :
solutions de continuité, brûlures, congélations, déplacements; plaies, fractures, luxations, etc.

DEUXIÈME CLASSE. — *Lésions organiques.*

1er Ordre. *Désorganisations simples.* — Exemples : ramollisse-
ments, indurations, ulcérations, mortifications;
caries, abcès, scrofules; scorbut.

2e Ordre. *Productions nouvelles ou dysgénèses.* — Exemples :
dégénérescences idiogènes, dysgénèses idiogènes,
hétérogènes; entozoaires, cancer, tubercules, calculs, etc.

TROISIÈME CLASSE. — *Lésions vitales ou fonctionnelles.*

1er Ordre. *Lésions générales.* — Exemples : tétanos, hydrophobie,
fièvre purulente, etc.

2e Ordre. *Lésions vitales localisées.* — Exemples : paralysies, névralgies, sécrétions morbides, etc.

Les bonnes distinctions nosologiques doivent être en rapport avec les indications thérapeutiques majeures ; de sorte que l'idée qui a présidé à la formation des groupes pathologiques réveille dans l'esprit du praticien les principales bases du traitement. La classification que nous venons d'exposer nous semble satisfaire à cette règle. En rassemblant dans la classe des *lésions physiques* les lésions qui consistent dans un changement de formes ou de rapports des parties, elle signale une indication physique à remplir : celle de réunir les parties divisées par des moyens mécaniques. S'agit-il de la classe des *lésions organiques*, elle mentionne comme une indication fondamentale de ramener à l'état normal les tissus altérés par un long travail morbide ou par l'adjonction des produits nouveaux. Quand, enfin, vous énoncez la classe des *lésions vitales*, vous indiquez que le mode vital de l'économie est le fait principal à combattre.

Les distinctions nosologiques secondaires doivent encore satisfaire à cette importante loi : les diverses solutions de continuité, par exemple, sont distinguées en plaies et en ulcères ; mais les auteurs sont loin de s'accorder touchant la valeur de ces termes. Selon certains, l'ulcère est une plaie chronique ; suivant d'autres, c'est une plaie qui ne tend pas vers la cicatrisation. D'après les uns, les dimensions de la perte de substance doivent servir à déterminer cette distinction ; au dire de quelques autres, celle-ci repose sur la considération de la constitution du malade.

L'indication thérapeutique principale doit nous servir ici de guide. N'y a-t-il pas un traitement essentiellement différent pour les solutions de continuité provenant d'une affection morbide, et pour celles déterminées par une cause vulnérante et entretenues par une disposition locale ? Sans nul doute. Il faut donc appeler *plaie,* toute division des tissus, ordinairement produite et toujours entretenue par une lésion locale ; et *ulcère*, toute solution de nos parties, ordinairement causée et toujours entretenue par un état général ou affectif. Dans le premier cas, les remèdes les plus importants seront dirigés vers l'état local ; dans le second, le traitement devra être surtout interne et propre à modifier la constitution entachée d'un vice morbifique. Pour l'individu atteint seulement d'une plaie, les topiques deviendront fondamentaux, et les moyens généraux seront accessoires ; pour le sujet affligé d'un ulcère, les remèdes internes formeront la base du traitement, tandis que les agents locaux auront une importance secondaire. C'est ainsi que l'on doit comprendre le principe et l'utilité des distinctions nosologiques, et c'est là le principal critérium de toute classification médicale.

Telle est la distribution des maladies chirurgicales qui paraît la plus simple et la plus facile ; disons maintenant un mot de leur *nomenclature*.

Une science, a dit Condillac, se réduit à une langue bien faite ; mais pour arriver à ce langage parfait, il faudrait connaître entièrement les différents objets qui sont de son domaine, car une bonne dénomination suppose une notion complète de chaque objet. Or, nous l'avons démontré plus haut, cette connaissance absolue est refusée à l'homme. Pour rendre les termes acceptables chez tous les peuples et en tous les temps, il serait nécessaire de les fonder sur la nature même des matières à dénommer : l'essence des choses est, en effet, invariable ; leurs manifestations seules sont mobiles sans cesse. Remarquez aussi l'idée dominante des nouvelles dénominations, c'est l'espoir toujours déçu de saisir et de désigner la nature des corps ; mais comme cette notion intime n'est pas pour ce monde, cette fausse voie sera toujours la cause d'essais malheureux, quoique vantés pendant un certain temps. Il faut donc abandonner cette face des choses pour recourir à leur autre face ou celle de leurs manifestations : il est sage de désigner les maladies d'après leurs caractères les plus apparents et les plus ordinaires.

Les symptômes des lésions morbides ne sont pas tous du même ordre : les uns, dans les fractures par exemple, sont physiques ; les autres sont sensibles, mais à travers une sorte de voile de parties molles qui nous cache les altérations organiques, de sorte que les déformations, parfois bizarres, sont ce qui frappe d'abord et constamment l'observateur. Certains consistent dans des perturbations fonctionnelles ; beaucoup d'autres, enfin, tiennent à chacun de ces ordres de manifestations. Il n'est donc pas rationnel de vouloir poser une nomenclature sur un ordre de symptômes, sur les altérations organiques, les changements fonctionnels, les modifications appréciables ou supposées des éléments anatomiques ou chimiques des organes, ni sur tel autre fondement unique et exclusif : c'est là le tort continuel des systématiques de toutes les époques.

Rapprochons-nous autant qu'il nous est possible de la nature, en saisissant les expressions qu'elle nous livre, et ne mettons pas les créations bornées de notre imagination à la place de son précieux langage. Acceptons les caractères habituels et frappants qu'elle nous fournit pour dénommer les maladies, quelle qu'en soit, du reste, l'espèce. Ainsi, préférons les expressions de cancer, amaurose, tétanos, paralysie, matière plastique, etc., à ceux de squirrhe, rétinite, myélite, hémorrhagie cérébrale, lymphe, etc., parce que les nouvelles dénominations s'attachent à des symptômes non propres, non con-

stants, mais imaginaires ou éphémères, comme les systèmes qui les ont suggérées.

Ainsi, l'expression de cancer, quoique vague, est encore
préférable à un terme qui mentionne une erreur, en voulant
que le tissu squirrheux soit spécial à l'affection cancéreuse;
ainsi, l'expression de lymphe ou de fibrine organisable
est moins sage que celle de *matière* ou de gluten plastique, parce que ce que l'on croyait d'abord être de la
lymphe ou de l'albumine s'est trouvé de la fibrine plus
tard, et enfin une simple forme de la protéine (1), et
pourra bien être un jour autre chose, lorsque les sciences
physiques auront creusé plus avant dans la composition
élémentaire des corps organisés. C'est pourquoi les expressions inspirées par l'aspect extérieur et constant des
maladies sont moins sujettes à varier que celles tirées
des recherches intimes et profondes des objets : voudriez-
vous, par exemple, des termes suivants : *hyperencépha-
lotrophie*, *hyperencéphalonervie*............ que M. Piorry
soumet à votre admiration !

Ces sortes de tentatives nosologiques proviennent ordinairement de l'idée restreinte que l'on attache au *siège
des maladies chirurgicales*. Bien que nous ayons déjà parlé
de cette question, nous ne pouvons nous empêcher d'a-
jouter quelques mots à ce que nous avons avancé plus
haut. *Le siége des maladies est la source pathologique des
symptômes* : or, nous avons déterminé précédemment les
véritables sources des manifestations morbides. Dans les
maladies organiques ou vitales, le siége est d'abord
général, et ensuite général et local en même temps. La
source des symptômes est alors double; ils proviennent

---

(1) Liébig, Chimie organique, traduct. de Gherardt. Montpel.,
1843, pag. 46.

de la lésion interne d'abord, et l'altération anatomique en est elle-même une des manifestations; mais celle-ci devient, à son tour, la cause d'un autre ordre de symptômes. Ainsi, l'économie entière est le siége primitif et fondamental de l'affection scrofuleuse, dont un des effets est fréquemment la tumeur blanche. Avant l'apparition de cette altération organique, on remarque souvent la tuméfaction du nez, des lèvres, des ganglions lymphatiques du cou, la teinte blafarde de la face, et plusieurs autres modifications propres au tableau de cette affection morbide. Mais dès que l'arthropathie s'est développée, non-seulement les caractères précédents persistent et se prononcent davantage, mais encore il survient de la fièvre, de l'amaigrissement, des digestions pénibles, de l'insomnie, des sueurs fréquentes, de la diarrhée, et plusieurs autres symptômes liés à l'altération articulaire. Il y a donc alors des phénomènes pathologiques dépendant de l'affection générale du corps humain, et d'autres secondaires appartenant à l'effet organique; c'est-à-dire qu'il existe des symptômes primitifs et des symptômes du symptôme.

Le siége des maladies chirurgicales, organiques ou vitales, n'est donc pas borné à la partie du corps dégradée sensiblement; de sorte que, pour comprendre ce qu'est l'état morbide, il faut connaître le mode actuel de la constitution entière. J'aurai le soin, en parlant de la thérapeutique, de vous montrer combien de pareils principes sont importants dans le traitement des maladies externes. Permettez-moi toutefois de vous faire voir ici une des conséquences élevées des maximes de notre Ecole, touchant le siége pathologique. « La dégénération scrofuleuse, dit M. Cruveilhier (1), peut passer à la dégénération

(1) Anat. pathol. 1816, tom. Ier, pag. 81.

cancéreuse avec laquelle elle a beaucoup d'affinité. »
De-là, les auteurs concluent que le cancer ou que la
syphilis ne sont qu'une transformation des scrofules.
Cette erreur fondamentale provient de la manière dont
on comprend le siége des maladies. En le croyant limité à
la partie altérée, on doit distinguer les maladies d'après
le seul aspect de ces dégradations ; mais alors on tombe
dans une grande incertitude, en beaucoup de cas où, le
tissu squirrheux existant, il n'y a cependant aucun état
grave comme l'entraîne l'état cancéreux. Alors on recherche dans la composition élémentaire du tissu nouveau
des distinctions vagues ; alors on décrit la *substance lar-*
dacée, l'*hépatisation blanche*, l'*induration bronchi-lar-*
dacée (1) comme différentes du squirrhe, de l'encéphaloïde, du sarcome mammaire, de la matière colloïde, du
cancer mélanique, etc. Cependant l'on avoue que toutes
ces altérations existent parfois durant de longues années
sans amener aucun trouble fâcheux de l'économie, et l'on
ne peut voir les perturbations ultérieures que comme des
effets de l'altération locale. « Je pense, dit Lobstein, que
la matière lardacée, liquide dans le principe, est déposée
dans les mailles du tissu cellulaire, envahit l'ancien tissu,
le convertit en sa propre substance ; que cette matière
change à son tour, se ramollit, et que dès-lors elle exerce
une influence fâcheuse sur le reste de l'économie, et
devient même susceptible de dégénérescence cancéreuse. »
Conçoit-on qu'une matière morbide, ayant en elle-
même la puissance de vicier les parties voisines et l'économie entière, reste inactive pendant long-temps ? Quand
un barreau électrisé se trouve en contact avec un autre
corps métallique, demeure-t-il indifférent ? Si les tissus
les plus divers restent fréquemment inoffensifs, et fréquemment s'ils deviennent le siége d'une désorganisation
très-grave, ce n'est pas en eux qu'il faut en chercher

(1) Lobstein, Anat. path., tom. 1er, pag. 391, 398.

la raison, mais bien dans ce dynamisme sans lequel rien ne s'opère au sein du corps humain, dans ces forces viciées en qui réside la source des actes physiologiques et pathologiques. Et de même qu'un aliment devient utile ou désavantageux suivant l'état vital de l'individu, de même une substance nouvelle devient innocente ou grave selon l'affection morbide dont le malade est imprégné.

Les tissus normaux ou pathologiques les plus divers sont sans doute susceptibles de se transformer et de dégénérer, mais nullement les affections internes dont la nature ne saurait changer sans que l'état morbide ne s'effaçât, car l'essence des choses est invariable. Baser donc la prétendue transformation de la syphilis en scrofuleuse, ou des scrofules en cancer sur le seul aspect des organes altérés, c'est ne pas comprendre les lois fondamentales de la pathogénie; c'est borner son jugement à des effets variables, et non s'élever aux sources réelles des maladies; c'est jeter une véritable confusion dans la science, sous la fausse apparence d'une base matérielle et invariable.

CHAPITRE QUATRIÈME.

DE L'ÉTIOLOGIE EN CHIRURGIE.

Dans toutes les sciences, les méthodes d'investigation sont les mêmes : on étudie les faits isolément; on les compare entre eux ; on s'élève du particulier au général par l'*induction*. Lorsqu'observant les phénomènes de température, je remarque leur analogie et leurs différences avec d'autres effets du monde physique, je les rattache à une cause propre à eux et différente de celle des autres faits que je ne puis rationnellement ranger sous le même principe. Ainsi j'établis autant de causes distinctes pour les actions magnétiques, électriques, etc.

Cette méthode expérimentale de l'induction est encore celle de la pathologie chirurgicale. J'examine les actes de l'homme, et ne pouvant les expliquer d'après les causes générales de la matière, j'ai recours à une source différente, particulière aux êtres organisés, et qui constitue la vie elle-même. A cette cause supérieure je vois associées plusieurs facultés secondaires des phénomènes physiologiques ou pathologiques, et je les désigne par le nom expérimental de leurs effets : sensibilité, motilité, etc.

Poursuivons cette même méthode d'investigation dans le domaine de la science chirurgicale. Les symptômes des scrofules, de la syphilis, du rachitis, etc., ne sont-ils pas différents de ceux de l'inflammation, du rhumatisme, de la goutte, des blessures, etc.? Je dois donc leur reconnaître des principes autres et propres à chacune de ces affections. Il ne peut donc y avoir en chirurgie un ou deux ordres de causes; il n'y a pas seulement des excitants et des affaiblissants, comme le voulaient Thémison, dans l'antiquité, Haller, Razori, Brown et Broussais, dans les temps modernes. Il existe des causes différentes en elles-mêmes, et autant qu'il y a d'états morbides dont les caractères sont spéciaux. Ainsi, les causes de la syphilis, de la pustule maligne, de la cataracte, des luxations, des difformités du bassin; ne peuvent être regardées comme étant de même ordre.

Nous l'avons démontré; dans le monde extérieur, il faut admettre des forces latentes, non tangibles; pour l'économie humaine, on ne saurait raisonner autrement. Nous revenons souvent sur cette idée, parce qu'elle est fondamentale, qu'elle résume l'esprit de l'école et de la bonne pratique médicale, et parce qu'elle rencontre tous les jours de respectables antagonistes : on me reproche des redites, disait Voltaire; je me répéterai jusqu'à ce qu'on se corrige. Ainsi, l'on ne peut se conduire sûrement, en théorie ni en pratique, qu'en admettant les *diathèses*, les *prédispositions*, les *idiosyncrasies*, les affections latentes, héréditaires. Je m'étonne aussi de lire le contraire dans un ouvrage justement estimé : « Dès l'origine de la médecine, dit l'illustre Boyer, les pathologistes ont bien reconnu l'insuffisance de l'esprit humain pour arriver à la connaissance des causes des altérations organiques, et ils se sont retranchés derrière les mots insignifiants de cause occulte, de cause prochaine. Ces deux expressions prouvaient bien qu'ils voulaient exprimer une chose inconnue. Aussi les a-t-on rejetées dès que la connaissance des effets, prise pour la connaissance des causes, a fait croire aux médecins qu'ils avaient fait des progrès dans l'étiologie des maladies. D'autres pathologistes ont pensé aller plus loin en cachant leur ignorance dans un nouveau mot, en admettant les diathèses. Mais ils n'ont pas été plus heureux : ils nous ont dit seulement qu'il existait une cause, sans nous faire connaître quelle était cette cause. La diversité des noms donnés aux causes morbifiques démontre bien qu'aucun progrès réel n'a été fait ; car, dans une science certaine et positive, il n'y a pas d'hésitation sur les dénominations. » (Traité des maladies chirurgicales ; nouv. édit., 1844, t. I, p. 156.)

Si nous appliquions ce raisonnement aux sciences physiques, nous dirions que la physique n'a pas fait de grands progrès depuis cinquante ans ; car, en Allemagne, on explique les phénomènes de la lumière par les *vibrations* ; en France, par l'*émission* de Descartes ; en Amérique, les phénomènes d'électricité par l'hypothèse d'un seul fluide, d'après Franklin ; et en Europe, par la supposition d'un seul fluide, selon Simmer. Mais cette fausse logique provient de la persuasion où l'on est que la nature des choses doit nous être connue pour que les causes soient découvertes ; tandis que la saine philosophie apprend à ne pas s'engager en vain dans le labyrinthe impénétrable de l'essence, et de désigner les principes toujours soustraits à l'intelligence humaine par des expressions générales, expérimentales, et qui ne préjugent rien sur la nature des choses.

Lorsqu'une hémorrhagie périodique se montre après une opération, lorsqu'un individu opéré éprouve des pertes de sang fréquentes, incoercibles, je reconnais là l'influence d'un mode vicieux de l'économie humaine. Que m'importe, en thérapeutique, de me contenter de voir une affection spéciale à combattre, ou bien de trouver qu'elle dépend, je suppose, d'une augmentation de principes alcalins dans le sang, comme on l'a voulu ? Le quinquina ne combat-il pas l'élément périodique sous lequel l'hémorrhagie se reproduit dans le premier cas, et

le sulfate de soude dans le second cas, selon M. Lisfranc?
(Journal des connaissances médico-chirurgicales, t. V,
p. 51.)

Cette logique n'est-elle pas plus sage et plus sûre que
celle des hypothèses faussement rigoureuses en apparence?
Ce que vous regardez comme un excès d'alcali sera
demain peut-être démontré faux, et nous l'avons vu
récemment; ce que vous avez appelé lymphe plastique
est bientôt de la fibrine pour MM. Orfila et Lassaigne,
et, quelques jours après, une forme variable de la protéine, selon Mulder et toute l'école de Liébig; demain,
ce sera peut-être autre chose. Mon expression générale
ne change pas comme vos suppositions, et n'en est pas
moins utile à la pratique.

Cette méthode d'observation est tellement judicieuse, du
reste, que ses antagonistes l'adoptent à leur insu, et sont,
comme le dit spirituellement le professeur Lordat, vita-
listes sans le savoir. Nous venons de citer les écrits du
célèbre Boyer contre les diathèses et toutes les causes
cachées; cet auteur se contredit lui-même quelques pages
plus loin. (Ouvrage cité, *ibid.*, p. 159.) « Les anciens
avaient admis une cause occulte, mot vague de sens, qui
ne préjugeait rien, et qui disait seulement que la cause
était cachée. Cette dénomination doit être complètement
rejetée. *Il n'en est pas de même de celle de diathèse.* Cette
expression indique une disposition individuelle en vertu
de laquelle une maladie revient à plusieurs reprises, et
sous une forme toujours la même, dans une ou plusieurs
parties du corps; cette expression, dis-je, est trop
exacte pour ne pas être conservée et employée. Ainsi
les diathèses cancéreuses, scrofuleuses, nous fournissent
chaque jour des exemples de la justesse de cette dénomination, et nous n'avons que trop souvent occasion de

le prouver. » N'est-ce pas là une contradiction manifeste que le bon esprit médical arrache à un de nos plus illustres opérateurs, et ne doit-on pas penser que l'auteur du *Traité des maladies chirurgicales* reconnaissait la solidité de la méthode philosophique dont nous parlons ?

L'importance de l'étude de la pathogénie ne saurait être mise en doute; quoique l'aphorisme ancien *sublatâ causâ tollitur effectus* soit trop exclusif, néanmoins il est vrai de dire que, dans un grand nombre de cas, la destruction de la cause entraîne la cessation de la maladie. La connaissance des causes éclaire ou détermine même parfois la nature du mal : une jeune personne se plaint de douleur à l'utérus atteint d'un engorgement commençant; il est difficile de savoir si cette lésion est une simple fluxion, ou une inflammation chronique, ou bien un cancer imminent. On apprend que les parents ont succombé à cette dernière affection; dès lors, il est très-probable que la même lésion se développe chez cette malade. Vous examinez une ulcération des organes génitaux ou de la bouche, les caractères en sont douteux; le mode de production de ces lésions en signale la nature et l'indication principale.

On apporte à l'Hôtel-Dieu de Lyon une jeune fille qui ne savait donner aucun renseignement sur son état; les parents seuls connaissaient l'origine de la difformité qu'elle portait au genou droit, atteint d'une demi-ankylose avec déviation et atrophie extrêmes de la rotule, enfin avec flexion de la jambe sur la cuisse. On pouvait y voir un effet d'une rétraction musculaire, d'une luxation de la rotule, d'une arthrite ou d'une mal-formation. La découverte de la vérité dépendait de la connaissance de la cause de cette lésion; aussi ce fait donnait-il lieu aux opinions les plus variées que les antécédents fournis par les parents de la jeune malade purent seuls dissiper : ceux-ci apprirent que cette altération articulaire était la suite d'une chute violente du sujet pendant son enfance.

Le médecin expert surtout est dans la nécessité de déterminer la cause des lésions diverses soumises à son examen, et leur découverte entraîne les décisions les plus graves. Un fait de prétendu infanticide, rapporté par le professeur Fodéré, en est une preuve frappante : c'est à Louis, autant qu'à Voltaire qu'est due la réhabilitation des Calas. Ce sont les rapports de cet illustre chirurgien qui ont mis au jour l'innocence de Chasseigneux et de sa femme accusés d'avoir assassiné leur père. Le même chirurgien a arraché à l'échafaud Montbailly que la voix publique désignait comme le meurtrier de sa belle-mère morte d'apoplexie. Ces faits et mille autres, offerts chaque jour à l'observation, montrent l'attention qu'on doit accorder à l'étiologie.

Tout, dans l'univers, est soumis à une variabilité et à une mobilité incessante ; mais, au milieu de ces oscillations continues, l'esprit humain reconnaît sans peine, et sent mieux qu'il ne peut le déterminer mathématiquement, une norme, un type idéal autour duquel viennent se ranger toutes les variétés organiques ou inorganiques. Tant que les limites de ces oscillations normales ne sont pas dépassées, les êtres vivants poursuivent leur existence régulière, et les conditions du monde extérieur agissent sur eux pour en favoriser la continuation. Mais, dès que le champ des variations est franchi, que les actes divers s'éloignent trop du centre idéal de leur principe, la norme n'existe plus, l'état régulier est troublé, les actions deviennent dangereuses et engendrent des modes pathologiques. Ainsi, tout, en nous et hors de nous, peut devenir source de maladie ; la vie lésée dans ses attributs ou dans son essence ; les fonctions, par leurs perturbations profondes et prolongées ; le milieu où nous respirons, par ses intempéries ou les changements sta-tionnaires qui s'y développent. On peut donc distinguer deux grandes sources de causes, en chirurgie comme en médecine : 1° la vitalité ; 2° le monde extérieur.

Mais comme il est plus simple et plus rationnel de considérer les causes suivant leur manière d'agir, et qu'à l'intérieur et à l'extérieur de nous se trouvent beaucoup de conditions pathogéniques dont l'influence manifeste est semblable, il convient, à l'exemple du professeur F. Bérard (Génie de la médecine et de son enseignement; Montpellier, 1827, pag. 22), de prendre le mode d'action pour base de la distinction des causes. De là trois classes de conditions productrices des maladies externes : les *causes déterminantes*, les *causes prédisposantes* et les *causes occasionnelles*.

Lorsqu'un projectile divise nos parties, quand un virus ou un venin est introduit au sein de nos organes, il s'en-suit une lésion pathologique directement produite par l'agent morbifique. Alors la cause a présidé à l'apparition du mal ; elle s'explique rationnellement par elle seule, et mérite le nom d'*efficiente* ou de *déterminante*. Ainsi les luxations, les fractures, la section des parties molles, la pustule maligne, la pourriture d'hôpital, l'hydrophobie, la syphilis, la gale, etc., sont les résultats de cet ordre de causes. Toutefois, même en ces cas, il convient de prendre en considération la résistance du corps humain ; car il n'est pas rare de voir des personnes indifférentes aux virus, aux miasmes, au principe psorique. Les causes déterminantes n'ont pas, en effet, en pathologie chirur-gicale, la nécessité et la fixité observées dans le monde physique. Une même violence n'entraînera pas de luxation

chez un individu, et en produit chez la plupart des autres
soumis à la même influence traumatique. Les causes déterminantes ordinaires sont donc celles qui engendrent
une même maladie chez la majorité des sujets.

Quoique les causes de cette classe soient généralement
spéciales et liées le plus souvent à l'espèce de lésions qui
les suivent, on ne doit pas néanmoins baser sur elles la
distinction des maladies. Les plaies, par exemple, d'après
beaucoup d'auteurs (S. Cooper, dict. chir., t. II, p. 264),
sont distinguées en plaies par instruments piquants, tranchants, contondants, etc. Cette manière de considérer les
blessures externes est vicieuse, car le même agent vulnérant peut produire des lésions de forme diverse. Ainsi
une pierre ou un bâton, lancés avec force et obliquement,
déterminent parfois une section nette des téguments,
comme le fait ordinairement un couteau ou un sabre. De
même un poignard ou un couteau opèrent une solution
de continuité qui a tous les caractères d'une piqûre ; un
instrument arrondi et conique, tel qu'un poinçon, donne
lieu à de petites plaies parfaitement semblables à celles
que produit un stylet aplati et à deux tranchants. Ces
remarques ont la plus haute importance en médecine
légale.

Plusieurs de ces causes suffisantes des maladies chirurgicales demeurent parfois latentes au sein de l'économie
durant plusieurs jours, plusieurs mois ou plusieurs années,
comme l'histoire de la syphilis ou de la rage nous le prouve
trop souvent. Alors que faut-il fréquemment pour amener
la manifestation du mal interne? Une circonstance de peu
d'importance, une impulsion légère et d'espèce très-
diverse. Ici c'est une faible contusion du sein qui est
suivie du développement d'un cancer ; là une orchite est
le commencement d'un sarcocèle ; chez certains sujets,

une chute légère sur le genou entraîne une tumeur blanche ; chez certains autres, c'est l'insolation qui amène un ulcère dartreux de la face. Croyez-vous que ces coups faibles, ces chutes légères, ces intempéries constituent les véritables causes du mal? Sans les vices dartreux, scrofuleux, cancéreux, ces altérations pathologiques n'auraient jamais paru. Ces vices internes, comme les virus, les venins et les fortes actions vulnérantes, sont les véritables causes déterminantes des symptômes morbides pour lesquelles les circonstances précédentes ont été de pures provocations ; et de là le nom d'*occasionnelles* donné à ces circonstances accessoires, incapables de produire par elles seules aucun effet pathologique, mais susceptibles d'amener la manifestation des lésions latentes.

Ainsi, lorsque J.-L. Petit et Delpech rapportent des cas de fracture de l'humérus au moment d'un léger effort musculaire ; quand Boyer et Vigarous citent l'histoire de luxations opérées sous l'influence d'un mouvement léger d'un membre ou de la mâchoire inférieure ; lorsque Monteggia et le professeur Dubrueil racontent des faits d'anévrysmes de l'aorte survenus à la suite des fatigues communes chez les artisans, ces faibles efforts musculaires ne sauraient être regardés autrement que comme des conditions accessoires et de simples occasions de l'apparition de maladies dont le sujet portait en lui la cause principale.

Ces conditions provocatrices agissent ordinairement lorsque la cause déterminante existe déjà au sein de l'économie, et rarement avec les influences pathogéniques externes. Ainsi, les projectiles lancés par les armes à feu n'ont pas besoin de circonstances occasionnelles pour produire leurs effets habituels ; de même les virus, les miasmes, les poisons, ont une influence directe et indépendante communément des provocations immédiates ou éloignées. Toutefois, en certains cas, les balles, les instruments tranchants, les virus, trouvent quelque aide dans les impulsions occasionnelles.

Il est donc important de ne pas confondre dans la même catégorie toutes les actions pathogéniques, parce qu'elles ont concouru à la production d'une maladie chirurgicale. Vous lisez, par exemple, que le cancer de l'utérus est causé par l'abus du coït, de la masturbation ; par l'inflammation chronique, par les accouchements laborieux, par les affections tristes, etc., sans que souvent l'on établisse une différence entre la valeur de chacune de ces diverses conditions morbifiques. Ce manque de distinction entraîne des erreurs en pratique aussi bien qu'en théorie ; car, si vous ne voyez que des actions locales et irritantes, vous découvrirez seulement une indication et un seul ordre de moyens thérapeutiques.

La comparaison que nous venons de faire entre les causes occasionnelles et déterminantes nous amène à parler des *diathèses*. Nous l'avons signalé, et l'observation clinique le montre tous les jours : les virus, les miasmes et beaucoup d'autres causes de maladies réputées chirurgicales demeurent latents pendant un temps parfois très-long. Il peut donc exister des lésions internes sans autre manifestation chez des individus dont l'extérieur offre tous les caractères de la santé : c'est là ce que l'on entend par *diathèse*, véritable affection latente de l'économie humaine. Ainsi les scrofules, le rhumatisme, la goutte, se montrent et souvent se cachent ensuite à l'intérieur de l'organisme pour y rester en attendant que de nouvelles occasions provoquent leur réapparition.

« Tout cancer, à son origine, dit le professeur Delpech (Traité des malad. réput. chirurg., t. III, p. 516), est le symptôme d'une diathèse particulière dont on ne connaît ni le principe ni le siége primitif. Il est certain que le cancer se manifeste souvent à l'occasion de la suppression définitive des menstrues, de celle des hémorrhoïdes, après une longue affection de la glande mammaire ou du testicule par le rhumatisme, à la suite d'une contusion ou de toute autre blessure, etc. Mais quel rang peut-on assigner à de pareilles circonstances par rapport à la production de la maladie? Cette dernière n'existe-t-elle pas sans leur intervention? Une affection qui présente dans son cours tant de circonstances particulières ne laisse-t-elle pas supposer quelque chose de propre dans ses causes essentielles et qui intéresse les conditions fondamentales de la constitution? » Oui, sans doute; et cette viciation de l'organisme entier est l'affection morbide qui, restée souvent à l'état latent ou diathésique, se manifeste sous l'influence de circonstances occasionnelles avant toute opération, et rend trop de fois inefficaces les ressources les plus énergiques de la chirurgie.

Méconnaître l'existence de ces diathèses, c'est nier les conséquences forcées d'une saine logique, c'est s'exposer aux mécomptes journaliers des praticiens qui croient les caustiques (Canquoin, Exposé complet de sa méthode, Traité, etc., 1838) ou l'instrument tranchant capables de guérir les ulcères syphilitiques (P.-N. Devergie, Clinique des maladies syphilitiques, texte in-4º, 1833), les pustules dartreuses, les engorgements scrofuleux des ganglions (Velpeau, Médecine opératoire, 2e édition), et les différents effets des affections diathésiques. Aussi voyez-vous tous les jours les jeunes praticiens, et je suis tombé dans ce défaut comme bien d'autres, s'empresser d'enlever des tumeurs squirrheuses; tandis qu'arrivés au bout de leur carrière, ces mêmes hommes reconnaissent, comme Scarpa, Boyer et Delpech, que, dans la majorité des cas, le mal se reproduit, que l'action topique est le plus souvent impuissante, et que les moyens internes, si l'art en possédait, seraient bien plus convenables.

Il est des cas toutefois où les diathèses ont cessé d'agir, et où l'altération organique étant localisée, les ressources opératoires peuvent avoir un succès complet : « Il est d'observation, et j'en ai pu acquérir la preuve, dit le professeur Serre (Traité de l'art de restaurer la face, etc.; Montpellier, 1842, pag. 53), que, dans le cours des maladies dites constitutionnelles, il arrive que le vice semble à la fin se cantonner sur un point très-circonscrit du corps, et qu'il ne peut plus dès lors être détruit que par l'ablation même de la partie contaminée. Aussi ai-je cru pouvoir me permettre d'opérer là ou bien d'autres chirurgiens eussent probablement hésité. La distinction est difficile à faire, j'en conviens, mais elle n'en existe pas moins. »

Les diathèses constituent des affections latentes et des causes essentielles de beaucoup de maladies chirurgicales; elles ne doivent pas être confondues avec les *dispositions* ou *prédispositions* aux maladies avec lesquelles on les réunit souvent plutôt par le langage que par la pensée, comme on le voit dans les ouvrages les plus estimés. Il n'y a alors qu'une erreur de mots; il n'en est pas de même chez les auteurs qui, niant les diathèses à toutes les lésions cachées, admettent simplement des dispositions organiques et locales. « Les partisans de la doctrine de l'irritation, dit M. Chomel (Éléments de pathologie générale, p. 90, 2ᵉ édition), avaient proposé de désigner par le mot diathèse cette disposition d'un organe à être affecté de maladies quelconques, et ils ont aussi admis des diathèses gastrique, pulmonaire, cérébrale, utérine, etc. »

Cette propension organique à devenir le lieu de lésions pathologiques est une disposition : ainsi la glande mammaire et le testicule ont une aptitude à être atteints de squirrhe ; ainsi les articulations sont plus disposées que d'autres parties du squelette à être altérées par la carie. Lorsque l'ensemble de l'économie est favorable à la manifestation de tel genre ou de telle espèce de maladies, c'est là une disposition ou prédisposition générale dont tout individu nous offre un exemple. Toute personne, en effet, par son âge, son tempérament, son sexe, est apte à contracter telle lésion morbide de préférence à une autre. Ainsi l'enfance est sujette aux teignes, au croup, aux engorgements du système lymphatique ; la jeunesse est disposée aux maladies scrofuleuses, aux maladies vénériennes ; la virilité aux altérations des organes pelviens, aux hémorrhoïdes ; la vieillesse favorise le développement des lésions génito-urinaires, de la cataracte, de la surdité. Chez les individus d'un tempérament sanguin se montrent les maladies inflammatoires, le rhumatisme articulaire, les phlegmasies ; chez ceux doués d'un tempérament lymphatique se forment les abcès froids et par congestion, les caries, les nécroses spontanées ; le tempérament nerveux entraîne souvent la manifestation de la névralgie faciale ou autres, de spasmes partiels du canal de l'urètre et des rétrécissements nerveux ; le tempérament bilieux détermine fréquemment des complications bilieuses dans les plaies de tête, et favorise les lésions secondaires du foie.

Si nous considérons le sexe des sujets, nous y rencontrons une condition prédisposant à certaines maladies chirurgicales : sans mentionner ici les altérations pathologiques des organes génitaux, il est facile de remarquer un plus grand nombre de calculeux chez les hommes que chez les femmes ; il en est de même pour la rétention d'urine si rare chez le sexe. On voit tous les jours des hernies inguinales chez le premier, et peu communément chez le second, qui offre par contre plus fréquemment les hernies crurales ; enfin, vous connaissez la multiplicité des cancers de la mamelle chez la femme et leur rareté chez l'homme.

Nous venons d'énumérer certaines dispositions aux maladies en considérant l'état normal du corps humain ; il existe encore plusieurs aptitudes pathologiques liées à une modification morbide et déjà existante d'une partie ou de tout l'organisme. Pendant long-temps on a discuté et l'on discute encore sur le danger ou l'innocuité de l'air introduit dans nos parties. « N'a-t-on pas exagéré ici comme ailleurs, dit le professeur Fages (Thèse, concours pour le professorat, 1814, pag. 4), les effets pernicieux de l'impression de l'air sur les parties internes ? Ne serait-il pas vrai de dire que l'influence malfaisante de l'air est plutôt due à l'état pathologique des parties sur lesquelles il exerce son action et à ses qualités vicieuses qu'à son impression simple ? » Ainsi un organe déjà atteint une première fois est par cela même disposé à être de nouveau frappé de la même lésion, soit que les tissus n'aient pas entièrement recouvré leur état primitif ou que leur vitalité soit restée vicieusement modifiée. Ainsi une première luxation dispose à de nombreux déplacements dans la même jointure ; les irritations et les hypersécrétions de la prostate se renouvellent facilement, après avoir été guéries une première ou une seconde fois ; un premier ramollissement cérébral, quoique dissipé entièrement, n'en dispose pas moins l'individu à être atteint de la même dégradation organique.

Il est une autre source pathogénique liée à l'économie de l'individu, dont je dois dire ici quelques mots : je veux parler de l'influence de la force morale sur la force vitale, ou du moral sur les affections morbides et les maladies chirurgicales. Nous avons déjà parlé de la commotion survenant après les blessures ou les opérations chirurgicales : cette terrible affection morbide peut reconnaître pour cause une impression morale très-vive, une excitation passionnelle profonde. L'habitude du langage a déjà fait passer dans la conversation ordinaire l'expression de commotion morale pour désigner cet effet pathologique. Tout le monde se rappelle la fin de Sophocle mourant en apprenant les honneurs que ses concitoyens lui décernaient. Denys, tyran de Syracuse, éprouva une fin pareille. (*In chil.*; Pline, liv. 77, chap. 533.) En apprenant l'expulsion des Français de Milan, Parme, Plaisance et de quelques autres villes, le pape Léon X en conçut une telle joie, qu'il tomba dans un état convulsif suivi de fièvre et de la mort au troisième jour, le 2 Décembre 1521.

Desault a rappelé souvent qu'ayant à opérer de la taille un maître-d'hôtel, il avait si peu de confiance dans la disposition morale du sujet, qu'il craignait vivement de le voir succomber pendant l'exécution de l'opération, par l'effet de la commotion morale. Ce célèbre chirurgien n'avait que trop bien jugé de son malade. Ayant placé celui-ci dans la position ordinaire à la cystotomie, Desault fait avec le doigt, sur le périnée, le simulacre de l'incision, et aussitôt cet homme tombe dans un affaissement nerveux, et meurt en peu d'instants.

Certes, il est impossible, en ce cas, d'invoquer une lésion physique, anatomique, pour expliquer une mort aussi rapide : la lésion des forces vitales est seule capable

d'amener de semblables résultats. C'est encore à cette
influence du moral sur la force vitale qu'il convient de
rapporter plusieurs lésions congéniales du fœtus, appelées
envies maternelles. En rattachant toutes les lésions morbides aux troubles du système nerveux, Lobstein (Anat.
pathol., tom. Ier, p. 156, etc.) reconnaît aussi, dans les
altérations pathologiques du produit de la conception, les
effets des affections nerveuses de la mère. Nous croyons
sans peine que les *spasmes*, les *convulsions* dont la femme
enceinte est attaquée peuvent se communiquer au fœtus,
comme Chaussier, Mme Lachapelle et presque tous les
accoucheurs en rapportent des exemples : de là, les strabismes, les pieds-bots, les contractures musculaires que
le célèbre Delpech attribua, le premier en France, à
l'affection des forces nerveuses. (Orthomorph. ; Montpell.,
1828, tom. Ier, pag. 83, etc.) Nous croyons pouvoir
ajouter que plusieurs altérations développées chez les
individus en proie à l'hypochondrie ou mélancolie sont
les effets de l'affection morale continue, et non la cause
ordinaire, comme certains auteurs le voudraient. Les
perturbations morales deviennent fréquemment de sérieuses complications de maladies chirurgicales : on a
eu maintes occasions de constater que les blessures, chez
les soldats du parti vainqueur, étaient beaucoup moins
graves que chez les vaincus. Les duels nous en offrent
aussi trop d'exemples.

Étudiant ainsi l'influence morale, le médecin-opérant
peut la détruire et amener une prompte guérison; il peut
utiliser même les effets vitaux de la commotion morale
comme moyen thérapeutique. On sait qu'un des résultats
de cette affection est le ralentissement de la circulation,
ou même sa suspension, l'abaissement de la température
et la tendance du sang à se coaguler en certains points :

c'est là un résultat qui fut mis en œuvre dans un cas trop remarquable pour ne pas être rappelé ici. Colot, si connu en lithotomie, avait pratiqué la taille périnéale sur un personnage de haute distinction chez lequel, étant survenu de la réaction, on employa les saignées tellement énergiques, que l'inflammation fut combattue et cessa. Mais, peu de jours après, il survient une hémorrhagie considérable par la plaie périnéale : Colot étant appelé, ne peut tirer du sang de nouveau, parce que le sujet était exsangue par suite des émissions sanguines déjà opérées. C'en était donc fait : le malade allait succomber, car la compression et tous les moyens hémostatiques étaient insuffisants. Dans un danger aussi pressant, et par une de ces inspirations qui caractérisent le génie, Colot s'écrie, à la demande du moribond, qui lui disait s'il n'avait plus rien à tenter pour le sauver : *non*, *Monsieur*, *il faut mourir !* Ces paroles, prononcées avec aplomb, frappent si profondément le malade, qu'il tombe en syncope, l'hémorrhagie s'arrête et la guérison est rapide. (Le professeur Serre, leçons orales; Novembre 1837.)

Dans tout le courant de ce travail, je me suis efforcé de montrer la mobilité constante de tous les actes de l'économie humaine, afin d'apporter dans l'étude des phénomènes cet esprit de probabilité, et non de calcul mathématique que l'on voudrait faussement appliquer à la science de l'homme. Cette vicieuse tendance de plusieurs auteurs est la source de beaucoup de contestations sur les objets même les plus évidents. La question de l'*hérédité* nous en donne une preuve bien frappante. Quoi de plus apparent que la transmission de beaucoup de maladies des parents aux enfants, à la faveur de la génération ? Et cependant ce résultat si patent de la simple observation a été contesté et nié par des hommes de mérite.

Ainsi le professeur Ranchin fut obligé, au 17me siècle,
de s'élever contre les paradoxes de certains auteurs de
son époque. « Tous les médecins grecs , arabes et latins,
dit-il, sont d'accord touchant l'hérédité de beaucoup
de maladies. » Ce célèbre praticien se plaignit de ce que
quelques écrivains rejetaient toute transmission des affections morbides par la procréation. Il est si persuadé que
ces médecins étaient dans l'erreur, qu'il ne craint pas
d'assurer que c'était contre le sentiment de leur propre
conscience , et dans le but seul de briller par leur esprit.
Parmi les antagonistes de l'hérédité , on remarque avec
étonnement Louis , un des hommes les plus remarquables
du siècle dernier, qui composa à cet égard un mémoire
couronné par l'Académie de Dijon.

Brown prétendait que les maladies appelées héréditaires étaient le simple effet de l'imitation des enfants ,
en présence de leurs parents atteints de certaines lésions
morbides. On conçoit la possibilité d'un paradoxe semblable , eu égard aux névroses , par exemple ; mais
comment la cataracte , le défaut de longueur des membres
et d'autres lésions organiques peuvent-ils être regardés
comme des résultats de l'imitation ? La célèbre école
des solidistes et celle de Broussais (Diction. abrégé des
sciences méd., t. IX, p. 48) a voulu admettre une simple
irritabilité locale et héréditaire , et l'on comprend pourquoi il fallait seulement de l'irritation transmise à ces
systématiques. Enfin , récemment, le professeur Piorry
et d'autres auteurs ont été conduits d'abord à nier l'hérédité des scrofules par des calculs numériques, et à
l'adopter plus tard sous l'influence d'une nouvelle sta-
tistique.

Ces conséquences opposées de la méthode numérique
nous montrent la raison de l'erreur des antagonistes dont

nous parlons. Si, au lieu d'étudier cette question étio-
logique, non suivant les lois de la certitude physique,
mais selon celles de la certitude morale, ou du calcul
des probabilités, ces écrivains avaient apporté à cet examen le véritable esprit de la science médicale, ils auraient
reconnu sans peine que fréquemment, mais non toujours,
les maladies se communiquent des pères aux rejetons.
Aucun sujet, dans l'homme, n'est invariable; pourquoi
l'hérédité se montrerait-elle différente? Il existe même
des lois générales de ce mode de transmission, récemment formulées par le professeur R. d'Amador (Leçons
orales, Juin 1849), et dont nous allons successivement
parler.

La première loi ou de l'*hérédité directe*, *d'après laquelle
les mêmes maladies sont transmises des parents à leurs enfants.*
— Ainsi Haller rapporte (Élém. phys., liv. 2, sect. 2,
§ 11) l'histoire de certaines familles qu'on a vues se per-
pétuer avec six doigts aux mains et aux pieds; nous avons
été témoin d'un fait semblable à l'Hôtel-Dieu de Lyon, en
1840; j'ai à vous signaler encore à cet égard la famille
du célèbre mathématicien Colburn. Le bec-de-lièvre
atteint parfois divers membres d'une famille (Rodér. à
Castro. *De morbis mulier.*); les doigts palmés ont été
rencontrés dans les mêmes circonstances, par Stahl et
beaucoup d'autres médecins.

La deuxième loi ou l'*hérédité indirecte* consiste dans la
propagation de certaines maladies, non directement du
père ou de la mère, mais de la part de l'un des ascendants de l'enfant. Ainsi c'est l'oncle qui porte une affection morbide, dont son neveu offre aussi les caractères.
Ainsi Morgagni rapporte le cas d'un homme atteint de la
pierre, et dont l'oncle maternel avait été calculeux. C'est
là un fait nullement rare, et dont l'explication importe
peu à la vérité elle-même.

Les maladies congéniales sont loin de se montrer immédiatement après la naissance de l'enfant, comme Boisseau le voudrait, pour leur reconnaître le caractère dont nous parlons. Elles restent ordinairement latentes pendant de longues années, et ce fait d'observation constitue une nouvelle loi de l'hérédité dite *loi d'incubation*. « Quelquefois, dit le professeur Dugès (Traité des maladies de l'utérus, etc., t. II, p. 10), le cancer de l'utérus se montre sous l'influence d'une diathèse déjà manifestée par des squirrhes au sein, quelquefois sans signes appréciables, mais inhérente à la constitution qui en a reçu l'empreinte par un héritage direct ou éloigné. »

En cette dernière indication, nous remarquons les trois modes de transmission génésiques du cancer : l'hérédité directe, indirecte et l'incubation, car le squirrhe est loin de se montrer dès la naissance de l'enfant dont les parents sont atteints ou ont succombé à cette cruelle affection morbide. Ainsi la fille de la célèbre Deshoulières, Mᵐᵉ de Grignan, mourut, comme sa mère, d'un squirrhe utérin, vers l'époque de retour ; ainsi la duchesse de la Valière et la duchesse de Châtillon, sa fille, sont mortes d'un cancer au sein vers la même époque de la vie. Vous savez tous que l'illustre Montaigne fut tourmenté, pendant la dernière moitié de son existence, par une gravelle héréditaire dans sa famille, et que, tout en dénigrant la médecine, il courait à tous les lieux et auprès des commères, pour y trouver un remède contre son mal.

Il n'est pas rare de remarquer des personnes atteintes des mêmes affections que leurs parents, mais à un âge moins avancé que celui où la maladie s'était montrée chez ces derniers. Ce résultat fréquent de l'observation peut être érigé en *loi* dite *d'anticipation*. Dans la famille Ribi, l'un des membres fut aveugle à 25 ans, et les autres de

15 à 20 ans. Lentilius parle d'hémorrhoïdes héréditaires
chez des personnes provenant d'une même souche, et
dont les unes en furent atteintes vers leur onzième année.
D'ailleurs, lorsque tout dans l'économie est soumis à une
mobilité incessante, comment les maladies héréditaires
ne subiraient pas cette règle générale sans que cette modification influât en rien sur le cachet fondamental de
cette étiologie ?

Il en est de même pour un autre mode de cette
transmission pathologique selon lequel certaines générations sont épargnées, ou plutôt ne voient pas se manifester
la maladie dont leurs ascendants ont été frappés, mais
qu'ils transmettent à leurs rejetons. Ainsi quelques personnes ont une *diathèse anévrysmale* constatée par Scarpa
(Réflexions, etc., sur l'anévrys. de Scarpa, traduct. de
Delpech, 1809.), et dont la communication par hérédité
n'a pas lieu directement, mais aux petits-enfants de l'individu qui en a été la victime. Cette viciation, en vertu
de laquelle plusieurs poches vasculaires se développent
sur le même sujet sans cause appréciable, a été constatée,
du reste, par beaucoup de praticiens. MM. Marjolin et
Bérard en ont observé des exemples (Dictionn. en 30 vol.,
tom. III, pag. 11); M. Breschet parle d'un cas analogue
(Bull. Acad. roy. méd., Novembre 1841); Barthez en
démontre l'existence (Nouv. élém. scienc. homme, chap.
IX, pag. 174); Pelletan en a relaté un fait très-remar-
quable (Clinique chirurg., tom. II, pag. 1); Boucher de
Lyon en a publié un analogue, et nous pourrions en signaler beaucoup d'autres consignés dans les archives de
la science. Il n'est pas rare aussi de rencontrer des personnes dont les aïeux ont succombé à des calculs urinaires
ou à d'autres maladies dont leurs parents directs n'avaient
offert aucune trace : c'est là un fait énoncé sous le nom

de *loi d'immunité pour certaines générations*, ou hérédité par sauts.

Cullen a constaté (Méd. prat., tom. II, § 1739) non-seulement que les écrouelles sont héréditaires, mais même que les enfants qui, par leur physionomie, ressemblent le plus au parent écrouelleux, héritent spécialement de sa maladie. Ce choix des lésions morbides pour les individus ayant de grandes analogies entre eux, se remarque surtout entre la mère et les garçons, et entre le père et les filles. Ainsi la femme Smith transmit seulement à ses enfants mâles la diathèse hémorrhagique à laquelle elle succomba (Dict. des scienc. méd., tom. IV, pag. 190) : cette remarquable affection héréditaire fut observée dans toutes les générations du nommé Appleton; Krimer dit connaître une famille dans laquelle tous les enfants mâles, pendant quatre générations, ont péri de la même manière (*Versuche eines* physiologie, etc., *seite* 318. *Leipz*, 1823); Sanson cite des exemples de ce genre (Thèse professorale, 1836, pag. 26); M. Chomel en relate de semblables (Pathol. génér., pag. 90, 2me édit.); le docteur Guépratte (la Clinique de Montpellier, 3me année, 15 Juin 1844) en a publié récemment un cas remarquable.

Ce choix des maladies héréditaires pour certains sexes, appelé *loi d'affinité pour les sexes*, amène à celle de l'*immunité héréditaire*, d'après laquelle des individus résistent aux affections propres à leurs ascendants, de même que leurs descendants. C'est ainsi que les lésions morbides s'éteignent, tandis qu'il s'en crée de nouvelles transmissibles par la génération.

Il est peu de maladies chirurgicales, à part les blessures, qui ne soient susceptibles de se propager par ce même mécanisme. La plupart des difformités du rachis passent des parents aux enfants : *ex gibbosis gibbosi, ex*

distortis distorti, dit Hippocrate (*Lib. de aere, locis et aquis*).
Les luxations congéniales, la claudication, les pieds-bots,
la myopie, le strabisme, sont parfois le malheureux apa-
nage des membres d'une même famille. Dupuytren a vu
huit personnes de la même souche se présenter pour se
faire opérer de la cataracte, et nous en avons observé
trois dans ce cas : les hernies, les ophthalmies, la cécité
précoce, la surdité, leur ont été transmises par la même
voie.

Parmi les sources générales de plusieurs lésions chirurgicales, nous rencontrons la *contagion* et l'*infection* dont
nous devons dire quelques mots. Ces deux modes de transmission des maladies méritent d'être soigneusement distingués, quoiqu'ils se confondent parfois dans la pathogénie de certaines maladies externes. C'est d'après la
cause elle-même que l'on doit établir leur différence, et
non pas tant sur la manière dont cette cause se communique. Il est des maladies dont le principe manifeste est
une matière particulière dont les caractères sont de propager, par le contact ou par l'inoculation, le mal qui l'a
engendrée le plus souvent. Cette matière, appelée *virus*,
est liquide, et possède en elle une qualité dont la physique
ni la chimie ne rendent pas suffisamment raison, mais
qui se manifeste par ses effets. Ainsi un liquide est acide,
ou alcalin, ou salin, sans que la science puisse nous en
fournir le motif.

Toutes les maladies qui produisent une semblable matière et qui se communiquent à son aide, sont dites contagieuses : ainsi la pourriture d'hôpital, la pustule maligne,
la syphilis, la morve, se rangent dans cette catégorie,
parce qu'elles ont pour source un liquide spécifique et de
propriété contagieuse. Je ne crois pas convenable de
m'occuper ici de la théorie de *la pathologie animée*, si

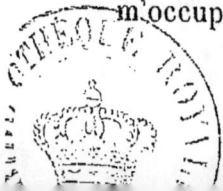

vivement défendue de nos jours par le célèbre Raspail.
(Hist. natur. santé, malad., 1843.)

Mais il ne faut pas confondre la communication des
affections pathologiques à la faveur de la contagion avec
celle provenant de l'*infection*. En ce dernier cas, on cherche
vainement une matière palpable, constante, et l'on est
obligé logiquement de recourir à l'admission très-probable
de *miasmes* ou d'*effluves* qui, absorbés par les diverses
voies de l'économie, y apportent le germe morbifique.
Ainsi la fièvre nosocomiale se transmet par les émanations
des malades et des sécrétions diverses, sans cependant
offrir aucun virus saisissable, susceptible d'être transporté
ou inoculé.

Les maladies virulentes peuvent, il est vrai, se transmettre à la faveur de l'air qui transporte les molécules
de la matière spécifique, de même que les maladies infectieuses. Mais les modes de transport de la cause morbifique ne changent en rien la cause elle-même ; que ce soit
à la faveur de l'air, des pièces de pansement ou des instruments que la contagion ait lieu, il n'y a pas moins
application d'un liquide particulier dont on peut retrouver
le foyer dans les pustules ou les ulcères d'un autre sujet
où l'on peut aller le saisir et le transporter à son gré.
Quant aux miasmes dont l'atmosphère se sature, on ne
saurait les saisir ni les transporter. Telle est la différence
fondamentale des maladies contagieuses et des maladies
infectieuses que l'on ne doit pas oublier, si l'on veut se
diriger sûrement dans cette difficile question.

Cette étude de la contagion et de ses divers modes
enseigne aux praticiens à observer la plus grande propreté
dans le traitement des lésions virulentes, car ils pour-
raient contaminer tous leurs malades, après avoir pansé
d'abord un seul individu atteint de l'une de ces altéra-

tions pathologiques. Une épidémie de pourriture d'hôpital régnait à l'Hôtel-Dieu de Montpellier, en 1814 ; Delpech examine l'ulcère d'un militaire atteint d'une semblable contamination, et quitte ensuite l'hôpital pour aller soigner ses malades en ville. Le lendemain, il voit apparaître l'ulcère nosocomial sur les plaies de ce dernier, et ne sait l'attribuer qu'au transport de la matière virulente, à la faveur des manches de son habit, qu'il portait à l'hôpital et dans sa pratique particulière. Les recherches ultérieures vinrent confirmer cette présomption.

Pour compléter l'exposé des sources générales des maladies réputées chirurgicales, il nous reste à étudier l'influence des *constitutions médicales et des maladies régnantes*. On entend par constitution médicale un état assez insolite et assez prolongé de l'atmosphère pour déterminer le développement d'un certain nombre de cas morbides de même nature. Ainsi, les qualités exagérées d'une saison, les variations brusques et fréquentes de la température, les caractères propres à une saison échangés en ceux d'une autre, la durée excessive d'une saison, constituent autant de constitutions médicales auxquelles se rattachent un genre d'affections morbides en rapport avec les caractères insolites de l'atmosphère.

Tantôt ces intempéries produisent des cas chirurgicaux, mais le plus souvent elles entraînent des modifications dans les caractères des maladies externes déjà existantes, ou bien enfin elles engendrent des complications de gravité diverse. Il est d'observation que la température humide et froide des nuits dans les pays chauds dispose beaucoup les malades au tétanos. Les blessés surtout sont frappés de cette cruelle névrose, comme Larrey l'a fait remarquer depuis long-temps. (Mémoires de chir. milit.) Sous l'influence de cette constitution humide et froide, les piqûres légères sont suivie de cette terrible affection à laquelle succombent la plupart des individus ainsi atteints.

Plusieurs auteurs, entre autres Ménard de Lunel (Journ. médec. chirurg. Toulouse), ont rencontré des épidémies de pustule maligne, développées sous l'influence d'une constitution médicale particulière, qui heureusement se reproduit fort rarement. Lapeyrónie (Mém. Acad. chir., t. V) observa une épidémie de stomatite gangréneuse qui produisait de grands ravages dans presque toutes les parties de la bouche. Mais ordinairement les qualités insolites de l'atmosphère amènent un cachet particulier ou une complication dans les lésions chirurgicales. Ainsi nous avons naguère observé une épidémie de phlébites qui se montraient à la suite des saignées les mieux pratiquées. Lorsque l'inflammation des veines se manifeste chez plusieurs individus saignés par des hommes différents et en divers lieux, avec toutes les précautions ordinaires et à des jours différents, et que la phlébite survient, il faut reconnaître une fâcheuse influence du milieu où l'on respire. Il en est de même de la phlogose des séreuses, qui parfois se développe en même temps chez plusieurs sujets et sur plusieurs membranes de même structure. Ainsi l'on a observé des épidémies de péritonites après l'accouchement, ou après des blessures ou des opérations sur l'abdomen. Fréquemment les maladies catastatiques entraînent des complications aux maladies chirurgicales ou aux opérations qu'elles réclament; les plaies sont parfois compliquées d'embarras gastriques, de fièvres rémittentes, d'érysipèles, de fluxions sanguines qui aggravent les blessures, les ophthalmies, ou demandent une modification dans le traitement de ces maladies.

CHAPITRE CINQUIÈME.

DE LA SYMPTOMATOLOGIE EN CHIRURGIE.

Toute perturbation de l'état normal, toute manifestation d'une maladie est un symptôme ; il est à la maladie, selon le langage de Galien, ce que l'ombre est au corps. Soit que les fonctions éprouvent un trouble apparent, soit que les tissus changent de leur disposition primitive, et parfois par l'une et par l'autre modifications, le praticien y trouve les motifs de son jugement sur l'état pathologique qu'il a à reconnaître et à traiter.

Il ne faut pas confondre le signe avec le symptôme, car parfois il existe des signes et point de symptômes pendant les maladies, et toujours des symptômes pour beaucoup de personnes et des signes pour le bon observateur seulement. Tout le monde constate la paralysie générale ou partielle, car il suffit du plus simple jugement, sans études d'aucun genre, pour reconnaître l'impotence d'un membre ou d'une moitié du corps ; mais il faut un médecin ou une personne qui ait des connaissances médicales pour découvrir la liaison de ce symptôme avec la lésion des centres nerveux. Jusqu'à une certaine époque de notre art, on était, à cet égard, dans une grave ignorance ; et ne voyant que la paralysie, c'est-à-dire le symptôme, sans comprendre sa valeur, on croyait le mal borné aux parties impotentes sur lesquelles on appliquait les moyens thérapeutiques. Il fallut les travaux des Asclépiades pour dissiper une semblable erreur et pour transformer le symptôme en signe. Nous allons parler des symptômes en ce moment : les signes nous occuperont plus tard.

S'il est des maladies dans lesquelles l'on dut espérer

de rencontrer des caractères absolus et permanents, c'est
sans doute celles des domaines de la pathologie chirurgicale ; et cependant les symptômes dits *pathognomoniques*
sont loin d'exister pour la plupart de ces lésions morbides.
C'est ce que le professeur Laz. Rivière reproduit en divers
endroits de son immortel ouvrage. S'occupant de la peste,
dans laquelle les bubons sont considérés comme caracté-
ristiques par un grand nombre de médecins, il dit : « il
faut remarquer qu'on n'a donné aucun signe vraiment
pathognomonique certain de ces fièvres, et tel qu'étant
développé la fièvre pestilentielle soit nécessairement établie, et qu'étant ôté, elle soit ôtée ; non-seulement les
bubons ou les charbons en la véritable pestilentielle, vu
qu'ils n'apparaissent pas en plusieurs cas de vraie peste,
et qu'il y a des bubons et des charbons exempts de
malignité, mais pas même les taches pourprées, etc. »
(La prat. méd. trad., tom. II, pag. 820.) Sans doute la
fluctuation, la transparence, le choc du cathéter contre
un calcul, l'issue de la synovie après les blessures d'une
articulation, et la plupart des phénomènes pathologiques
les plus prononcés, semblent faciles à percevoir, et nécessairement liés aux altérations dont elles sont le caractère habituel. Mais assureriez-vous que la fluctuation existe
toujours dans un abcès, la transparence dans l'hydrocèle,
le bruit de la sonde dans l'exploration de la pierre, la
sortie de la synovie après la pénétration d'un instrument
dans l'articulation ? Non, certainement, car parfois la
présence du pus est fort incertaine pour les plus habiles
praticiens, la transparence nulle ; le choc fait défaut, la
synovie ne se montre pas.

Bien plus, la transparence a été perçue à travers un
sarcocèle, si l'on en croit le professeur Roux, et Delpech
crut la saisir à travers un lipôme. L'on a perçu le bruit

d'un calcul dans une vessie saine (Dubois), ou tapissée par des incrustations calcaires (Desault); la synovie s'est échappée sans que l'articulation fût ouverte, et par les gaînes tendineuses du pourtour (Boyer). Il ne faut donc pas croire à l'existence de caractères constants et univoques, même pour les lésions chirurgicales. Il convient de se rappeler, ici comme toujours, le véritable cachet de la certitude en médecine, c'est-à-dire cette mobilité, cette variabilité qui admet seulement les calculs de l'intelligence ou des probabilités, et nullement ceux des mathématiques.

Néanmoins il faut reconnaître qu'en chirurgie, les symptômes pathognomoniques, ainsi compris, s'offrent bien plus fréquemment qu'en médecine; les lésions physiques, congéniales ou traumatiques ont souvent de pareils caractères; les anévrysmes, les ulcères, les gangrènes; comme la surdité, les paralysies, les spasmes, présentent aussi ordinairement un symptôme suffisant pour établir l'espèce morbide. Dans les fièvres, au contraire, qui sont du domaine de la pathologie médicale, aucun symptôme n'a cette permanence ni cette apparence; car l'état du pouls, de la chaleur et des autres fonctions, peut être normal ou fort variable. Toutefois, même en chirurgie, il ne faut pas avoir égard à un seul phénomène morbide même fort tranché, mais à l'ensemble des manifestations diverses des maladies : telle est aussi la valeur que l'on doit attacher aux caractères pathologiques en médecine interne.

Mais un grand nombre de maladies réputées chirurgicales, les tumeurs, les abcès, les caries, n'ont pas de caractères univoques, mais des symptômes d'une valeur bien moins précise, appelés *secondaires*, *accessoires*, dénominations exactes quand on les considère isolément, mais vicieuses lorsqu'on en voit l'ensemble. De leur réunion, en effet, résulte le cachet de la maladie en bien des cas où la nature et les caractères du mal sont difficiles à saisir. Ainsi les tumeurs, les maladies des os, les abcès, ont un certain nombre de symptômes tous d'une faible valeur quand on les étudie séparément, mais d'un grand poids lorsqu'ils sont réunis.

Il faut, du reste, distinguer les manifestations de l'état général de l'économie d'avec celles de l'état local : il est, comme nous l'avons dit, des symptômes attachés à l'affection morbide, et d'autres aux altérations produites par celle-ci. La gangrène, je suppose, est parfois l'effet de l'action interne de l'ergot de seigle ; on observe alors deux ordres de symptômes, les uns appartenant à la viciation de l'économie entière par la matière morbifique : ce sont des fourmillements, de la cardialgie, des spasmes, des sueurs abondantes, des vertiges ; les autres dépendant de la mortification du pied et de la jambe : ce sont des douleurs vives ressenties dans la partie altérée, avec des cuissons aiguës, puis un froid glacial et une sensibilité vive dans les mêmes parties, une fièvre secondaire, de l'amaigrissement, de l'insomnie, et un marasme adynamique, dont la mort est souvent la fin. Cette distinction entre les symptômes est d'une grande importance pour ne pas prendre le change et rapporter tous les phénomènes morbides à la seule altération gangréneuse, et pour ne pas borner tous les moyens curateurs à la partie altérée. Il est nécessaire, en effet, de combattre d'abord l'état général du malade, source de toutes les manifestations pathologiques, et secondairement les mortifications des membres inférieurs et les douleurs qu'elles entraînent. Il existe donc, selon la remarque du professeur Lordat, des symptômes *affectifs* et des symptômes *réactifs*. On distingue encore des *préludes* ou prodrômes ; mais leur examen sera mieux placé dans la séméiotique.

Ce serait maintenant le moment de parler des principaux phénomènes pathologiques, en passant en revue
la plupart des fonctions et des organes du corps humain ;
mais leur examen acquérant une véritable importance
par la recherche de leur valeur diagnostique ou pro-
nostique , nous croyons convenable de différer cette
question. Toutefois nous étudierons ici les sympathies, les
métastases et la fièvre.

La considération des *sympathies* est tout aussi utile au
chirurgien qu'au médecin lui-même ; les maladies externes
offrent souvent des phénomènes éloignés du lieu altéré, et
dépendant du retentissement vital opéré par l'influence
d'un organe lésé sur un autre, étranger, en apparence,
au mal de celui-ci. Indépendamment de cette harmonie
générale, de ce *consensus* de toutes les parties du corps
vers une même action, il existe des rapports plus intimes
encore entre certains instruments de fonctions très-dif-
férentes et fort éloignées : c'est ce que l'on appelle sympathies. Tantôt ces liaisons particulières nous sont en-
seignées par l'observation de l'homme en santé ; tantôt
elles se manifestent seulement pendant les maladies. Ainsi,
durant l'état physiologique ou pathologique , l'encéphale
et l'estomac, l'utérus et les mamelles, s'influencent réciproquement : la surcharge de l'estomac trouble le travail
intellectuel , comme les fluxions cérébrales amènent des
nausées ou des vomissements. La menstruation rend les
sens douloureux, comme l'irritation des mamelles provoque des congestions de la matrice. Les sympathies
pathologiques, dans les maladies chirurgicales, semblent
s'expliquer par l'analogie de fonctions et de structure ,
comme lorsque la phlogose d'un œil retentit sur son
congénère, la fluxion sur une jointure se répète sur une
ou plusieurs autres.

8.

L'on ne tarde pas cependant à reconnaître qu'une pareille explication n'est pas fondée quand on rencontre un grand nombre d'effets sympathiques entre des organes de compositions et d'usage différents. Il n'est pas rare de remarquer des douleurs d'estomac chez des personnes atteintes de métrites chroniques.; du genou, dans des sujets affectés de tumeur blanche de la hanche ou de l'articulation sacro-iliaque ; la faiblesse de la voix chez les individus ayant subi la castration ; les convulsions, même mortelles, chez des sujets soumis à l'irritation prolongée de la région plantaire ; la paralysie des membres inférieurs pendant la colique de plomb, etc. Quel rapport anatomique ou fonctionnel existe-t-il entre l'estomac et la matrice, entre les cartilages ou la synoviale de la hanche et les téguments du genou, entre le larynx et les organes génitaux, entre l'appareil respiratoire et la peau de la plante des pieds, entre les intestins et les membres inférieurs ? On n'en voit pas ; et voilà pourquoi l'on désigne le phénomène par l'action vitale qui est manifeste.

Les sympathies n'ont pas en général une grande importance pour le diagnostic ou le traitement des maladies externes. Elles constituent des épiphénomènes accessoires aux caractères propres des états morbides. Ainsi l'épigastralgie, ou les vomissements sous l'influence des altérations de la matrice, ne sont point des symptômes inhérents à ces lésions pathologiques ; car ils sont communs à beaucoup d'autres désordres morbides, et ne sont pas nécessairement liés à ceux de l'utérus.

Dans le traitement, il est nécessaire de ne pas prendre le change sur la valeur des sympathies, ni de les considérer comme des caractères pathologiques exigeant des soins particuliers ou fournissant une indication de quelque importance. En général, les sympathies n'ont aucun poids dans le pronostic des maladies externes ; ainsi il est peu utile, pour le pronostic et pour la thérapeutique, de constater le prurit du méat urinaire ou du gland, quand il existe un engorgement ou une inflammation du col de la vessie ; ce n'est pas là un caractère de cette maladie, ni le motif d'un remède quelconque.

Il faut toutefois être prévenu de ces sortes de sympathies, afin de ne pas diriger les moyens curateurs vers le lieu où une lésion éloignée retentit ; combien de fois ne rencontre-t-on pas des personnes ayant des cautères autour des genoux parfaitement sains, où ils ont été appliqués pour des douleurs sympathiques dont la source est une arthropathie coxo-fémorale ! Que de femmes sont occupées sans cesse à ménager leur estomac au moyen d'un régime bizarre et affaiblissant, alors que leur véritable mal est dans la matrice atteinte d'une irritation chronique avec leucorrhée !

Une autre espèce de symptômes assez fréquente dans les maladies chirurgicales, et que l'on confond parfois avec les sympathies, c'est *la métastase* dont nous allons dire quelques mots.

Quand il existe un engorgement du testicule ou de ses enveloppes, on voit quelquefois cette lésion disparaître brusquement, et apparaître une tuméfaction de la région parotidienne. Ce déplacement d'un travail pathologique d'un lieu sur un autre éloigné constitue la métastase. Ces sortes de résultats ne sont pas rares : ainsi la blennorrhagie aiguë cesse, en certains cas, d'une manière rapide, et est remplacée par une hydarthrose du genou, ou bien par une ophthalmie purulente ; l'érysipèle fluxionnaire se déplace fréquemment, non de proche en proche, mais d'un membre sur un autre ; le rhumatisme attaque d'abord une articulation qu'il abandonne pour une autre.

Tous ces cas méritent d'être distingués des véritables sympathies : en celles-ci, deux organes souffrent, mais l'un à la suite et sous l'influence du premier ; tandis qu'un individu atteint d'une métastase n'a qu'une seule lésion localisée en des points différents. Les liaisons sympathiques ont toutefois une influence souvent manifeste sur la production ou le siége de la métastase. Je n'ai pas besoin de rappeler ici les lésions métastatiques déterminées par la sympathie de la peau et des muqueuses ; mais, tous les jours, on a occasion d'observer l'inflammation métastatique d'un œil, alors que la phlogose s'efface dans l'opposé ; on rencontre des congestions séreuses et des arachnitis très-graves après la disparition de l'hydrothorax ; les dents cariées d'un côté sont ordinairement suivies de la même altération dans les dents correspondantes de la moitié opposée du maxillaire ; selon Barthez, le développement d'autres anévrysmes, après la guérison d'un premier, est dû à une sympathie de cet ordre.

Certaines métastases s'expliquent par des liaisons organiques manifestes ; la suppression brusque de la blennorrhagie et la formation d'une orchite, l'engorgement des ganglions inguinaux inférieurs à la suite d'une blessure du pied ou de la jambe, sont de ce genre. Mais il n'en est peut-être pas de plus fréquentes et de plus souvent controversées que les métastases purulentes ; elles se rangent cependant sous la loi des communications organiques. L'apparition d'abcès multiples du sein, du poumon, du foie ou de la peau, est évidemment le résultat du transport du pus loin d'un foyer à la faveur des vaisseaux. Les anciens expliquaient les métastases par le moyen des veines chargées de rejeter les matières nuisibles ou excrémentitielles : ils étaient à cet égard dans le vrai, plus peut-être qu'ils ne s'en étaient assurés.

Soit que l'on admette la seule absorption par les veines du pus en totalité (Velpeau), ou seulement de ces éléments dissociés (Blandin), soit que l'on croie à la préexistence nécessaire de la phlébite intermédiaire (Cruveilhier), ou des capillaires du lieu où l'abcès se montre ; ou bien enfin que l'on reconnaisse non-seulement toutes ces sources, mais, en outre, la transformation du sang en pus sans phlogose (Alquié); il n'y a pas moins déplacement de la matière pathologique ou véritable métastase, à la faveur des divers conduits veineux.

Un autre ordre de phénomènes morbides a été pris parfois pour une vraie métastase, alors qu'il s'agit d'un effet bien différent : je veux parler de la *subordination* de certaines maladies coexistantes. Il arrive souvent que l'on voit disparaître tout à coup une altération locale sous l'influence d'une autre qui survient ou qui augmente rapidement d'intensité. Ainsi une femme est encore dans son lit de couches, ayant ses lochies abondantes, quand elle est atteinte d'une inflammation du péritoine, et voit le flux utérin se supprimer brusquement : on appelle cet accident une métastase laiteuse ou autre. C'est là une mauvaise manière de comprendre les phénomènes pathologiques; il y a non un déplacement de la même maladie sur un point différent, mais suppression d'un travail physiologique par un travail pathologique très-intense : c'est ici l'inverse de la métastase où le *pars mandans* est la partie la première lésée, tandis qu'ici c'est l'altération secondaire qui domine l'autre et l'annihile. Enfin, la lésion nouvelle ne dépend point de l'affection qui avait produit la première, tandis que, dans la sympathie et la métastase, c'est la même affection interne qui cause et l'altération première et la secondaire.

Hippocrate a très-bien exprimé ce remarquable résultat.

dans un de ses plus profonds et plus féconds aphorismes : δύω πονῶν ἀμὰ γἰνομενῶν μὴ κατὰ αὐτὸν τόπὸν ὁ σφοδρότερος ἀμαυροῖ τὸν ἕτερὸν ; de deux travaux coexistant non dans le même lieu, le plus fort *absorbe* le plus faible. C'est là une loi de subordination ou *d'attraction* pathologique. Ici, du reste, il existe deux lésions dont l'une est éclipsée par l'autre, tandis que, dans la métastase, il y en a une seule. Cette action attractive est provoquée fréquemment comme moyen thérapeutique, car la révulsion et la dérivation ne sont pas autre chose.

Les causes des métastases sont, en général, les perturbations apportées à l'état actuel de l'économie ; tantôt ce sont des topiques intempestifs qui, en déterminant la suppression prompte d'une éruption ou d'un exutoire ancien, entraînent le développement funeste d'hémorrhagies splanchniques, ou des épanchements séreux dans les plèvres, et principalement sur un organe faible ou déjà altéré.

Les métastases se montrent parfois comme effets critiques et favorables : Hippocrate rapporte plusieurs cas de fièvres malignes jugées à l'apparition de *parotides* ; A. Paré et le professeur Baumes citent des faits où des abcès profonds et rebelles avaient promptement disparu au moment où le malade rendait par les selles et les urines une matière manifestement purulente. M. le docteur L'Héritier s'est assuré récemment de la réalité de cette espèce de métastase critique par tous les moyens de la physique, de la chimie et de l'observation médicale (1). Hoffmann a vu une ophthalmie opiniâtre disparaître en peu de temps par le développement d'un coryza intense (2).

---

(1) Chimie pathologique, pag. 489.
(2) De même, Boërhaave. *Instit. medic.* ; n° 940.

Il n'est pas nécessaire, pour admettre une métastase, que l'altération nouvelle ait la même forme que l'ancienne; il suffit qu'il se manifeste un travail fluxionnaire à mesure qu'une lésion première s'efface pour reconnaître ordinairement une métastase. Ainsi, l'hydarthrose succédant à une métrite brusquement supprimée, n'est pas une lésion de même espèce, mais de même nature. Cette question demanderait beaucoup d'autres développements; mais je dois aborder une autre partie du même sujet : la fièvre.

Il est des fièvres essentielles et spéciales dont la connaissance et le traitement sont du ressort ordinaire de la pathologie interne; il en est plusieurs autres qui sont la manifestation de lésions locales ou générales du corps vivant : ce sont les *fièvres symptomatiques*. Les premières se lient à un principe spécifique, à une affection particulière de toute l'économie : telles sont les fièvres des marais, le typhus, la typhoïde, la fièvre jaune, etc. Les secondes se rattachent à un désordre matériel et sensible communément : ce sont les fièvres traumatique, purulente, hectique, synergique, etc.; elles méritent l'attention du médecin opérant. Il est encore une espèce de trouble appelé fièvre aussi, quoique presque limité à une partie de l'organisme. La fièvre partielle a été admise par Pujol (1), et les professeurs Dumas, Fages, etc. : nous aurons occasion d'en dire quelques mots.

Et d'abord, il ne faut pas confondre la fièvre traumatique proprement dite (2) et celle de suppuration : l'une est la manifestation d'une réaction utile de l'économie à l'occasion d'une blessure, l'autre est liée à la production du

---

(1) OEuvres méd. prat., tom. II, pag. 30.
(2) Essai apologét. sur la fièvre; par Fages. Montpell., 1820, pag. 329.

pus. La fièvre traumatique succède à cette commotion dont est suivie toute violence faite au corps humain. Lorsqu'une personne reçoit une plaie ou subit une opération, elle est aussitôt en proie à un affaissement et à une concentration des forces de la vie qui menacent de s'éteindre si le collapsus acquiert une grande durée et une grande énergie. Pour dissiper un état aussi dangereux, la nature détermine un mouvement en sens inverse qui ramène les fonctions à leur état normal, et qui finit même par le dépasser, et à constituer une exaltation fébrile : c'est la réaction, c'est la fièvre traumatique. Elle est évidemment salutaire ; car, sans elle, le collapsus persisterait, et la vie ne tarderait pas à s'éteindre. Aussi le praticien doit-il favoriser l'évolution de cette fièvre nécessaire à la faveur de moyens excitants, d'antispasmodiques diffusibles, soit pour la déterminer quand le collapsus existe, soit pour l'accroître quand elle est encore incertaine et trop faible. En bien des cas cependant, elle mérite d'être modérée ou même combattue avec énergie, parce que l'exaltation du système sanguin menace d'une congestion violente les organes les plus importants. Alors les excitants doivent être supprimés, et les débilitants doivent être mis en usage. Les émissions sanguines elles-mêmes méritent parfois d'être employées. Néanmoins il ne faut pas trop se hâter de recourir à ces moyens, car l'on arrêterait la réaction, encore insuffisante, et l'on déterminerait un nouvel affaissement plus grave encore que le premier.

La fièvre de suppuration est en général symptomatique, comme après l'éruption de la variole, après la formation des escarres et pendant le travail de l'élimination. Toutefois il ne faut pas confondre cette fièvre avec celle qui *précède* la génération du pus phlegmoneux. On a en gé-

néral mal traduit le 47ᵉ aphorisme du-IIᵉ livre d'Hippocrate, où il est dit : quand le pus *va se former*, le travail
et la fièvre sont plus forts qu'après sa formation. Ce n'est
pas, dit avec raison le professeur Lallemand (1), pendant,
mais avant l'apparition du pus ; en d'autres termes, la
fièvre annonce la progénie ou la fabrication du pus avant
son apparition : c'est une des fièvres appelées synergi-
ques par le professeur Lordat (2). Aussi cette fièvre cesse-
t-elle après le dépôt du pus, comme le rappelle P. Frank (3) ;
tandis que celle qui est vraiment symptomatique augmente
avec la persistance ou l'accroissement de la suppuration,
revêt le caractère hectique ou nerveux, et annonce parfois la gangrène (4). La fièvre hectique est l'expression
de beaucoup d'altérations-organiques qui depuis long-
temps minent la constitution : ainsi le mal de Pott, les
vastes abcès, surtout après qu'ils ont été ouverts, les
effets des brûlures considérables parvenues à la période
de suppuration, le cancer ulcéré, et la plupart des maladies de cette classe, produisent fréquemment cette fièvre
symptomatique qui annonce une lésion profonde de l'économie et la nécessité de mettre fin à l'altération organique,
s'il est possible. « Une fièvre lente, dit le célèbre professeur Lazare Rivière (5), est inséparable de la plupart
des abcès internes ; on observe alors des veilles continuelles, le sommeil très-court, suivi d'inquiétudes, de
maux de cœur et de sueurs froides. »

---

(1) Aphor. d'Hipp.; traduct. Montpell., 1839, pag. 44.
(2) Perpét. méd. Montpell., 1837, pag. 200.
(3) Trait. méd. prat.; trad. de Goudareau, D. M. M, tom. II,
pag. 8.
(4) P. Frank. Trait. méd. prat., tom. II, pag. 3.
(5) La pratique de la médecine. Montpell, 1650; trad., tom. II,
pag. 174.

Une autre espèce de fièvre symptomatique est celle qui
accompagne l'inflammation violente d'un organe ; de forme
inflammatoire, cette affection se remarque quand il y a
étranglement des tissus phlogosés ou intensité considérable du travail pathologique. Ainsi cette fièvre se manifeste pendant les ophthalmies aiguës et violentes, le
début de la tumeur blanche rhumatismale, l'orchite blen-
norrhagique ou traumatique. L'énergie de cette affection
symptomatique est en raison des désordres locaux et de
la susceptibilité vitale du sujet. En général, la phlogose
des tissus fibreux lui donne un caractère de vivacité
extrême.

Il n'est pas rare de rencontrer des personnes qui, atteintes de rétrécissement de l'urètre, sont fréquemment
en proie à une fièvre qui, par ses caractères, simule bien
souvent une affection miasmatique et périodique. Ainsi,
par suite d'une phlogose aiguë ou chronique, mais sur-
excitée artificiellement ou spontanément, ces individus
ressentent d'abord des frissons, puis de la chaleur, enfin
parfois de la sueur, et ces symptômes se reproduisent
après une intermittence à peu près égale. « La fièvre
éphémère, dit le professeur Lazare Rivière (1), est le
plus souvent produite par les causes externes, par la
rétention des excréments, de l'urine, etc. » Elle se montre
surtout sous l'influence du séjour d'une sonde dans le
canal de l'urètre, ou de la cautérisation de ce conduit (2).
On a vu plusieurs médecins s'y tromper, et administrer
les préparations de quinquina sans aucun succès. L'ir-
régularité des symptômes et du moment de leur apparition, enfin les enseignements de l'expérience à cet égard,

---

(1) Pratiq. de la méd., trad., tom. II, pag. 650.
(2) Lallemand, des rétrécissements de l'urètre. Montpell., 1825.

doivent faire éviter ordinairement ces sortes de méprises. Il n'est pas de mon sujet d'examiner ici les fièvres non symptomatiques, et je passe à l'étude du cours, de la marche et du type de la terminaison des maladies chirurgicales.

Le cours d'une maladie est sa durée totale, et ne doit pas être confondu avec sa marche, comme on le fait ordinairement. Une lésion pathologique est susceptible d'une durée très-variable, suivant la nature, la constitution du sujet, le traitement mis en usage et plusieurs autres conditions du problème pathologique. Mais souvent la durée de cet état morbide est indépendante du caractère général de l'altération, du cachet aigu ou chronique qu'elle présente. Ainsi la marche aiguë ou chronique ne résulte pas rigoureusement du temps déjà écoulé depuis l'invasion morbide, mais bien de la manière dont le mal se manifeste. C'est d'après les caractères, et non d'après son existence récente ou ancienne, que l'on juge de l'état aigu ou chronique. Une ophthalmie, une arthrite, un engorgement ganglionnaire, un ulcère, etc., seront chroniques lorsque leurs symptômes se seront manifestés et complétés lentement et en plusieurs jours, que leur solution s'annonce comme éloignée, que leur terminaison est ordinairement incomplète, et laisse des indurations, des engorgements, de la faiblesse ou du trouble dans les fonctions lésées.

Une maladie mérite le nom d'*aiguë* quand ses symptômes se dessinent promptement et que leur ensemble est complet en peu de temps, que la réaction est prononcée, que la fin paraît prochaine, et sa terminaison franche et entière. Les lésions déjà mentionnées, ainsi que les bubons, la blennorrhagie, la cystite, la phlébite, l'artérite, les plaies et un grand nombre d'autres altérations

pathologiques revêtent souvent les caractères dont nous
venons de parler. Néanmoins tous ces désordres morbides
sont susceptibles de prendre la forme aiguë ou la forme
chronique, soit pendant tout leur cours, soit durant une
partie de leur existence, ou alternativement l'une et l'autre. Les arthropathies nous offrent assez fréquemment ces
caractères divers.

Les maladies se montrent parfois sous d'autres apparences : tantôt leur marche est *régulière* et tantôt *irrégulière. Les maladies ont un mode commun*, a dit le Vieillard
de Cos, pensée juste et qui désigne la marche que doivent présenter les fonctions pathologiques pour être dans
la norme, et offrir le plus de chances favorables au sujet.
En jetant les yeux sur l'ensemble des états morbides,
nous voyons que le mal débute, augmente, atteint son
état propre où tous ses symptômes sont relevés, puis
décroît et s'efface avec une lenteur variable : tel est le
mode connu des lésions morbides qui se remarquent pour
beaucoup des lésions dont le corps humain peut être atteint; ainsi un phlegmon, un anthrax, la nécrose, la
carie, la gangrène spontanée, etc., offrent une telle
marche.

Certaines maladies manquent de l'une ou plusieurs de
ces périodes; les plaies n'ont pas d'invasion, et sont
presque à leur état après l'accident; les fistules diverses
ont rarement une période de décroissance spontanée; les
anévrysmes tendent presque toujours à s'accroître le plus;
les névralgies, les strabismes reviennent ou persistent
jusqu'à ce que l'art intervienne efficacement; et ce caractère étant commun, n'apporte pas une gravité très-grande
dans le pronostic général de ces maladies.

Il n'en est pas de même lorsque la marche des lésions
pathologiques est *irrégulière :* un tel caractère annonce une

perturbation dans les actes naturels et une tendance insolite et défavorable du mal. Lorsqu'un érysipèle se sup-
prime brusquement sans parcourir ses phases d'évolution,
de résolution et de desquamation, il faut craindre pour
les jours du malade; lorsque la suppuration d'une plaie
ou d'un moignon cesse tout à coup, redoutez les métastases et toutes les graves conséquences de l'infection purulente.

. Le *type* est la manière dont les symptômes se reproduisent dans les maladies. Tantôt ces symptômes se montrent d'une manière ininterrompue : c'est le type continu;
tantôt ils offrent une augmentation très-marquée à un
moment de la journée : c'est le type rémittent; d'autres
fois, enfin, les symptômes cessent pendant un intervalle
égal pour se reproduire et se suspendre de la même manière : c'est le type intermittent périodique ou non périodique. Examiner le type des maladies chirurgicales, n'est-ce
pas, au premier abord, s'occuper d'une question étrange?

Sans doute quand on voit seulement, dans les lésions
externes, des altérations matérielles et locales seulement,
il paraît singulier d'y chercher un type; mais lorsque l'on
y considère presque toujours des effets d'affections générales, on est porté à admettre un certain repos dans les
manifestations de celles-ci. Les trois types principaux dont
nous venons de parler se rencontrent dans les états pathologiques les plus divers. Les altérations organiques, les
blessures et les maladies de la classe des lésions mécaniques offrent des caractères permanents et par conséquent
continus : aussi le type continu est-il le plus fréquent en
chirurgie.

Néanmoins le type *rémittent* se présente quelquefois,
surtout pour les lésions de l'encéphale. Lorsque, dans les
centres nerveux, il existe une altération organique, fré-

quemment elle donne lieu à des symptômes alarmants
de paralysie, d'insensibilité, de fièvre, etc., qui se dis-
sipent en partie pour s'accroître de nouveau en peu de
temps. Un homme reçut un coup à la tête et fut pris
de congestions cérébrales, de fièvre, de faiblesse générale.
Cet état s'améliora sans se dissiper entièrement; il aug-
menta plusieurs fois, parut s'effacer, mais revint avec
plus de force. Les membres furent pris de convulsions,
de contractures, puis de paralysies; enfin, après plusieurs
alternatives de récrudescences et d'améliorations, de
rémissions et d'exacerbations, cet homme succomba.
L'autopsie du cadavre me montra un abcès sur le lobe
antérieur droit du cerveau, abcès environné d'une membrane dont l'épaisseur et la vascularité indiquaient l'ancienneté du mal et les fluxions fréquentes dont il avait
été l'objet.

Le type rémittent s'observe dans une foule d'autres
lésions organiques qui restent tolérées par l'économie,
mais qui provoquent une réaction ou sont suivies d'une
accroissance irrégulière d'intensité et de fréquence. Ainsi
les tumeurs cancéreuses demeurent innocentes pendant
plusieurs mois, donnent lieu ensuite à des perturbations
de plus en plus rapprochées, enfin à un état cachectique
offrant des rémissions et des exacerbations chaque jour
prononcées davantage. La carie, la nécrose, les anévrysmes, les polypes, les lipômes, enfin presque toutes les
altérations chroniques, revêtent dans leur manifestation
réactive le type rémittent.

Il est, du reste, dans la nature humaine de pour-
suivre ses actes d'une manière rémittente ou intermittente :
il faut aux fonctions pathologiques, comme aux fonctions
physiologiques, un certain repos absolu ou relatif, une
diminution ou une suspension d'action. Le type inter-

mittent est même le plus fréquent dans les phénomènes de la vie : la respiration, l'innervation, la circulation elle-même présentent ce caractère, et le cœur, sans cesse actif en apparence, subit cette loi par ses repos alternés.

Dans leurs manifestations générales ou dans leurs caractères locaux, les maladies chirurgicales offrent cette modification de leur marche générale ; il n'est presque aucune lésion organique et vitale qui ne soit susceptible de se montrer sous cette forme. Ne confondons pas les altérations organiques avec les symptômes dépendants de leur existence ou de celle des affections morbides dont elles sont les résultats : ce qui est dégradation matérielle ne peut sans doute s'effacer un instant pour reparaître bientôt après, mais du moins la réaction et les perturbations qui leur donnent leur principale gravité revêtent parfois le type intermittent. Nous avons déjà signalé l'apparition d'accès fébriles intermittents par suite d'une lésion des organes urinaires atteints d'engorgements, de rétrécissements, etc. L'état nerveux ou la commotion qui suit les blessures ou les grandes opérations a une tendance marquée à prendre le type intermittent, comme le prouvent les observations de Rahn, Werloff, E. Home, etc.

Le type intermittent devient même périodique, surtout dans les maladies chirurgicales dont les caractères sont des perturbations fonctionnelles ou des effets facilement dissipés. La paraplégie s'est montrée intermittente dans le fait signalé par le professeur Fulci, de Catane (1); la paralysie générale (2) a été notée sous le même type par le journal *la Clinique* (1829); la paralysie périodique de la langue a été rencontrée par le professeur Laurent Hubert

---

(1) Nouv. bibl. méd., tom. **XIV**, pag. 380.
(2) *Ibid.*, tom. **XXIV**, pag. 106.

et par le docteur Vallot (1). Les convulsions furent intermittentes chez un malade dont *la Clinique* rapporte l'observation (2). Les névralgies sont fréquemment périodiques,
comme dans les faits rapportés par le professeur Fulci (3),
par le professeur Dumas, etc. Des cas plus remarquables
sont ceux d'aphonie revenant à des intervalles égaux,
comme celui du docteur Rennes (4); d'alopécie reproduite
sous le même type (5); d'ophthalmies périodiques dont
j'ai observé un exemple à l'hôpital St-Éloi; d'hémorrhagies
quotidiennes dont le professeur Lordat raconte plusieurs
exemples (6), etc. On ne serait guère porté à admettre
des urétrites périodiques, si les faits du professeur Fulci (7)
n'en démontraient l'existence : prétendre reconnaître des
hydropisies intermittentes régulières serait bien étrange,
si l'observation du même médecin (8), de Fourcroy et de
nous-même n'était là pour le prouver. La gangrène s'est
encore manifestée sous le même type : ainsi Schrader
assure avoir vu une gangrène périodique aux doigts,
aux orteils, au nez, aux oreilles, qui récidivait tous les
trois mois sur une fille âgée de 23 ans. Le professeur
Marjolin rapporte (9) un exemple de gangrène dont les
progrès coïncidaient avec les accès d'une fièvre intermittente pernicieuse.

Cette dernière observation nous conduit à dire que

---

(1) Acad. roy. méd. Séance du 3 Octobre 1826.
(2) Nouv. bibl. méd., tom. XXIV, pag. 111.
(3) *Ibid.*, tom. XIV, pag. 553.
(4) Archiv. génér. méd., 1829.
(5) Labane, Revue méd., 1827.
(6) Trait. des hémorrh. Montpell., 1808.
(7) Nouv. bibl. méd., tom. XIV, pag. 347.
(8) Nouvel. bibl. méd., tom. XIV, pag. 370.
(9) Dictionn. méd. en 30 vol., tom. XIII, pag. 623.

les diverses maladies chirurgicales sont susceptibles de
revêtir la forme périodique, lorsqu'elles sont sous la
dépendance d'une affection fébrile ou non, qui leur est
commune à toutes, quelle que soit leur forme, et que
l'École de Montpellier appelle, en conséquence, leur
élément. L'affection périodique, ou le périodisme, étant
un fond essentiel, un mode vital, est capable de déterminer une fluxion, un spasme, un écoulement, une
hémorrhagie, une douleur, une paralysie, et une perturbation fonctionnelle quelconque. Cette affection, qui
est la source de toutes ces manifestations intermittentes,
est aussi la source de l'indication thérapeutique majeure.

Après avoir parcouru leurs premières périodes, offert
une marche constante ou variable, un type continu,
rémittent ou intermittent, les maladies chirurgicales
tendent vers leur fin spontanément ou à l'aide des ressources de l'art. Les lésions dont nous nous occupons
se terminent, selon Hévin (1), Boyer (2), et presque
tous les auteurs, par délitescence, résolution, suppuration, gangrène, induration, etc. : cette manière de
voir est en grande partie erronée. N'est-il pas étrange
de dire une maladie terminée lorsqu'il existe une partie
du corps en suppuration ou frappée de gangrène ? Une
maladie est terminée quand les fonctions reprennent leur
action régulière, et l'on ne peut admettre la santé et
une plaie chronique ou un exutoire que lorsque les
modifications insensibles de l'économie ont fait rentrer
ces lésions parmi les conditions de l'état habituel.

L'inflammation n'est pas terminée quand il existe du
pus ou des escarres, mais seulement lorsque la suppu-

---

(1) Cours de pathol. et thérap. chir., tom. I, pag. 19.
(2) Trait. mal. chir. Nouv. édit., tom. I, pag. 487.

ration ayant cessé, le liquide étant évacué, ou bien les escarres étant éliminées, il s'est formé une adhérence des tissus voisins avec ou sans l'aide du tissu inodulaire du professeur Delpech. Les véritables terminaisons des maladies sont la délitescence, la résolution et la cicatrisation. Encore même la disparition brusque des symptômes n'est-elle souvent qu'un accident, et l'état du sujet, qui voit alors se développer d'autres altérations internes, est bien plus grave. Fréquemment, en effet, la cessation brusque d'un érysipèle, d'une orchite, d'une blennorrhagie, est suivie d'accidents plus graves et de désordres dans les cavités splanchniques.

La *résolution* est certainement la terminaison la plus favorable dans la plupart des cas : la diminution progressive et la disparition régulière des engorgements des ganglions lymphatiques, des tissus cellulaires, de la prostate, de l'utérus, de la vessie et des différents organes, annonce communément une fin avantageuse que le praticien doit favoriser par toutes les ressources de l'hygiène, de la matière médicale et des topiques divers.

L'adhérence et la formation de cicatrices est une terminaison, en général, beaucoup moins favorable que la précédente : elle est environnée de plus de dangers ; elle est ordinairement plus longue ; elle laisse des changements organiques souvent indélébiles ; enfin, elle détermine trop de fois des difformités désagréables, incommodes ou même dangereuses : ces remarques suffisent pour que le praticien s'efforce d'éviter le plus possible une pareille terminaison pathologique.

CHAPITRE SIXIÈME.

DU DIAGNOSTIC EN CHIRURGIE.

Nous avons précédemment signalé, d'après Louis (1), l'importance du diagnostic ; nous nous sommes efforcé toutefois d'en faire comprendre toute l'étendue et les difficultés. Mais un sujet de cette nature demande encore de notre part des développements dont il est ici la place.

Nous avons établi ce que l'on doit entendre par *sources* du diagnostic ; voici ce que l'illustre professeur Sauvages écrit à ce sujet : « Comme les meilleurs de tous les signes sont ceux que le malade porte avec soi ou qui sont intrinsèques à la maladie, c'est dans cette *source* surtout qu'on doit puiser les signes des maladies. Elle comprend les principes des maladies, comme la cause, l'occasion, le siége, la matière, etc., en tant qu'elles sont *cachées* dans le corps du malade, ou les phénomènes ou les symptômes visibles au malade ou au médecin (2). » Il y a donc deux principales sources de la connaissance des cas pathologiques : les lésions cachées ou affectives, et les lésions apparentes ou maladies. Nous avons non-seulement à étudier ces deux sujets, mais encore à montrer les méthodes de diagnostic et les moyens d'y arriver. Pour vous faire sentir combien la manière de considérer le diagnostic et la thérapeutique diffère dans les deux Écoles antagonistes, je citerai les propres paroles des auteurs dont nous combattons les principes. « En chirurgie, selon M. Gerdy (3), le diagnostic a besoin de

---

(1) Louis, Mém. Acad. chirurg., tom. III, p. 170, édit. encycl.
(2) Nosol. méthod. Montpellier, 1731, tom. I, p. 324, trad.
(3) Dict. en 30 vol., tom. VII, p. 330.

beaucoup plus de précision qu'en médecine, parce que les opérations sont des moyens plus énergiques que les drogues de la pharmacie prudemment administrées, à des doses au moins innocentes, si elles ne font pas le bien qu'on leur demande : aussi, en chirurgie, des erreurs de diagnostic sont généralement plus dangereuses qu'en médecine. » C'est là une proposition paradoxale fondée sur une fausse idée du diagnostic et des moyens thérapeutiques : établissons donc ce que l'on doit entendre par le diagnostic dans les maladies chirurgicales.

ARTICLE PREMIER.

Des sources du diagnostic en chirurgie.

Selon l'École de Montpellier, *le diagnostic est la connaissance de l'état morbide*, c'est-à-dire de toutes les conditions qui constituent l'individu malade : la notion des désordres locaux, matériels, est une partie du problème dont l'autre face est la découverte de la nature du mal, de la force du sujet, de son idiosyncrasie, de ses antécédents, de ses affections morbides, des contre-indications diverses et de plusieurs autres points individuels. Or, d'après l'estimable auteur cité plus haut, le diagnostic est le jugement porté sur les altérations locales susceptibles de réclamer des opérations chirurgicales. N'ai-je pas raison de vous dire que, pour nous, la question à résoudre est plus compliquée, et alors seulement complète que toutes ses notions sont acquises?

N'est-ce pas aussi mal comprendre la thérapeutique que de ne voir que des moyens opératoires parmi les ressources chirurgicales? Avais-je raison de vous répéter que le médecin opérant de cette École était moins *coupeur* qu'en d'autres lieux? Je l'ai signalé et je l'exposerai plus

loin ; le traitement des lésions dites externes demande
bien plus souvent les soins de l'hygiène, de la diététique et les agents pharmaceutiques, que les procédés
mécaniques.

M. Aug. Bérard nous paraît plus près de la vérité
quand il dit que la détermination des altérations organiques, appelées vicieusement encore par lui siége des
maladies, est plus importante pour l'opérateur que pour
le médecin (1). Mais il est tombé, du reste, dans la
même erreur que son honorable collègue sur le point
signalé précédemment. Sans aucun doute, la connaissance
des diverses conditions de l'état local est indispensable,
surtout quand une opération paraît être indiquée, tandis
que cette appréciation est ordinairement secondaire pour
ce médecin non opérateur. Quel que soit, du reste, l'engorgement du poumon dans la pneumonie, il s'agit de
savoir si la lésion du viscère est de nature inflammatoire,
catarrhale, bilieuse, typhoïde, etc.; de cette dernière
notion résulte l'indication fondamentale. Vous connaissez
l'importance attachée par Bailly (2) et par M. Chauf-
fard (3) aux ulcérations ou aux dégradations diverses du
tube digestif dans les fièvres intermittentes. Et cependant
a-t-on à s'informer ordinairement de l'état du canal intestinal pour traiter ces affections morbides ? Nullement ; on administre le quinquina par différentes voies,
et le mal disparaît promptement. Rappelez-vous le diagnostic et la thérapeutique des fièvres jaune, thyphoïde,
rémittente pernicieuse ; du rhumatisme ; de la goutte,
de la plupart des maladies médicales, et vous recon-

---

(1) Du diagnostic dans les mal. chir., thès. Paris, 1836, p. 6, etc.
(2) Trait. anat. path. fièv. intermit. Paris, 1825.
(3) Trait. fièv. prét. essentiel. Avignon, 1825.

naîtrez sans peine qu'en celles-ci on s'occupe de leurs causes internes ou de leurs éléments morbides, et secondairement des désordres anatomiques.

Il n'en est pas ainsi dans les maladies chirurgicales : la disposition des organes altérés est d'une haute importance, parce qu'elle conduit beaucoup plus souvent à la connaissance nécessaire de l'altération locale et de la lésion générale. Lorsque j'observe des ulcères, des pustules, de la carie sur un sujet dont l'ensemble des fonctions n'a pas encore reçu une atteinte profonde pour m'annoncer une espèce d'affection, le cachet de la dégradation organique, la teinte cuivreuse, blafarde, jaunâtre ou vinacée, la forme des granulations, des bords de la solution de continuité, me découvrent parfois la nature du mal, et me font savoir s'il s'agit d'une lésion syphilitique, dartreuse, scrofuleuse, scorbutique, etc.

Comme nous l'avons dit précédemment, l'aspect lardacé d'une tumeur ne suffit pas pour établir l'existence du cancer, et il faut y ajouter l'ensemble des symptômes. Toutefois l'examen du squirrhe, du tissu en rave ou de l'encéphaloïde, permettent généralement de croire à une altération cancéreuse. Un jeune homme se présenta, en 1839, à l'hôpital St-Éloi, avec un grand nombre de petites tumeurs globuleuses répandues sur la surface du corps. Comme la constitution de cet individu paraissait bonne, et que les tumeurs étaient insensibles et nullement ulcérées, on restait incertain touchant leur nature. On se décida alors à inciser l'une d'entre elles : elle renfermait de la matière encéphaloïde très-distincte, ce qui amena le clinicien à diagnostiquer un état cancéreux et à ne tenter aucune autre opération.

L'étude des altérations circonscrites et anatomiques a une importance bien plus grande en chirurgie qu'en médecine, parce que les topiques et l'action des instruments sont particuliers à la thérapeutique chirurgicale, et peu usités dans le traitement de la médecine interne. La présence de polypes, de hernies étranglées, de varices, d'anthrax, de pustules malignes, de kystes, d'anévrysmes, demande l'emploi de méthodes et de procédés opératoires modifiés suivant l'état local des parties. Il est donc fort utile de connaître les limites de l'altération artérielle avant de placer une ligature d'après tel procédé et à telle hauteur; il est nécessaire de savoir s'il s'agit vraiment d'un kyste et de quelle espèce avant de tenter les ressources manuelles : l'étendue des varices doit être déterminée pour recourir aux moyens thérapeutiques, etc.

Après avoir exposé attentivement les caractères locaux des déviations du rachis, le professeur Delpech continue en ces termes (1) : « Nos lecteurs doivent sentir que leur distinction pratique ne peut manquer d'avoir une importance proportionnée à celle des différences : la thérapeutique doit être nécessairement aveugle et abusive si elle est dépourvue d'une semblable base. Sans doute bien des soins peuvent s'appliquer en commun à des espèces différentes de difformités et malgré leur diversité; mais il est aussi des soins particuliers et distincts, fondés sur cette diversité même, et qu'il faudrait se garder d'omettre ou de confondre. Ce discernement suppose et nécessite un diagnostic certain. »

De tout ce que nous venons de dire touchant les altérations organiques, il résulte que nous leur accordons une grande valeur dans le diagnostic en chirurgie. Mais, nous l'avons déjà plusieurs fois soutenu, l'École de Montpellier

---

(1) De l'orthomorphie, etc. Montpellier, 1828, tom. II, p. 1.

considère cette connaissance comme une seule face du problème pathologique ; le diagnostic demande, pour être achevé, la détermination des lésions internes et générales du corps humain. Tantôt le mal local a été produit par une affection morbide dont il faut découvrir la nature pour porter un jugement convenable sur l'état local lui-même et sur celui du sujet : des faits journaliers en démontrent la nécessité. Au mois de Janvier 1839, un homme, âgé de 39 ans, vient à l'hôpital St-Éloi pour se faire traiter d'une tumeur volumineuse située dans l'orbite gauche. Par sa mollesse, les douleurs lancinantes qu'elle provoquait, l'aspect de la face du sujet, il y avait de fortes raisons de penser qu'il s'agissait d'une maladie cancéreuse. La nature présumée du mal et sa position, l'incertitude de ses limites profondes, les manœuvres dangereuses que son extirpation nécessiterait, détournèrent le professeur Lallemand de pratiquer une semblable opération. D'un autre côté, l'étude répétée du malade et de ses antécédents permit de soupçonner l'existence de la syphilis ancienne. On se rattache dès lors à cette idée comme à la seule voie de salut, et l'on administre les pilules de Sédillot. A peine cet homme avait pris 50 pilules, que la tumeur orbitaire diminuait rapidement, et était complètement effacée en trois semaines de ce traitement.

Parfois l'altération organique a été développée sous l'influence de causes étrangères à une affection antérieure ou postérieure : néanmoins le mal local finit par éprouver l'action de la lésion interne et générale de l'économie. Comme les exemples parlent plus éloquemment que les dissertations les plus savantes, je rappellerai le fait suivant, observé dans l'Hôtel-Dieu de Montpellier. En 1838, un gendarme très-robuste portait une fistule à l'anus qui fut guérie par l'incision : je faisais le pansement ordinaire, et cependant la cicatrisation n'avait pas lieu ; enfin, j'examine attentivement la gouttière anale, et j'y reconnais les caractères de la syphilis. Remontant ensuite aux antécédents du sujet, il fut facile d'adopter une telle opinion : en conséquence, un traitement mercuriel est mis en usage, et, peu de temps après, la cicatrisation était complète. Je pourrais rappeler ici un grand nombre de faits semblables tirés de la pratique des plus habiles maîtres ; mais ils sont trop fréquents pour ne pas avoir déjà fixé l'attention des personnes qui suivent les visites des hôpitaux.

Pour que le diagnostic en chirurgie soit complet, il ne suffit point d'avoir découvert les conditions organiques locales, et l'affection interne qui les tient sous sa dépendance ; il est nécessaire de connaître aussi toutes les affections ou les modes vicieux de l'économie qui peuvent avoir avec l'altération à guérir un rapport même éloigné. Une femme éminemment nerveuse est opérée pour pied-bot, et, au moment de la section du tendon d'Achille, se trouve en proie à un violent spasme dont on avait diminué l'intensité par des moyens antérieurs employés dans l'idée d'un pareil accident. Un homme porte une double cataracte, et est très-sujet aux congestions cérébrales ; l'on ne tient aucun compte de telle prédisposition, et, peu d'heures après l'opération, il survient une fluxion sanguine à la tête et aux yeux, qui dès lors sont livrés à une inflammation des plus vives, dont la suppuration et la perte de l'œil opéré sont la prompte conséquence.

Parmi les faits dont j'ai été témoin, l'un des plus remarquables est sans contredit le suivant : au mois de Septembre 1844, je vis, à l'Hôtel-Dieu de Paris, un homme vigoureux qui était pansé pour une fistule à l'anus opérée depuis peu de jours par le professeur Blandin ; mon attention fut attirée par le sang dont les pièces de pansement étaient fortement imprégnées, et par l'existence de huit fistules rectales, dont quatre seulement avaient été incisées. Interrogeant le malade à ce sujet, j'appris que l'on avait pratiqué la moitié de l'opération projetée, parce qu'il était survenu, au moment même, une hémorrhagie foudroyante, reproduite pendant les cinq jours suivants. Poursuivant mes questions, cet homme me dit qu'il éprouvait de graves pertes de sang pour la moindre blessure, et que cette fâcheuse condition était héréditaire dans sa famille.

Et cependant l'on n'avait pas même songé à prendre de telles informations avant de le soumettre à l'incision de nombreuses fistules, persuadé, comme à l'ordinaire, que le diagnostic consiste dans la détermination exacte de l'état local. En supposant même qu'en ce cas la fistule ne fût pas sous la dépendance d'une affection scrofuleuse, syphilitique ni autre, croyez-vous que le diagnostic était complet pour cette connaissance? Non, du moins au point de vue de notre École, qui recherche tous les modes vicieux de la constitution de chaque personne destinée à subir l'action d'un remède quelconque. Il y avait ici, comme toujours, à découvrir l'état local, l'affection interne dont il est l'effet direct, et la diathèse hémorrhagique; de cette notion résultaient le diagnostic de l'état du malade, et l'indication de ne pas porter l'instrument tranchant sur les fistules avant d'avoir tenté de modifier cette affection morbide par des agents internes, le sulfate de soude, par exemple, et de préférer le procédé des caustiques ou de la compression à l'excision ou à l'incision.

A part les diathèses, il existe souvent, dans le corps vivant, des prédispositions diverses qui tiennent à l'âge, au sexe, au tempérament, à la profession ou à l'idiosyncrasie, et toutes ces conditions deviennent des éléments du diagnostic. Certains individus possèdent une fàcheuse tendance à la phlogose des veines, de sorte que la phlébotomie est presque toujours suivie de phlogose plus ou moins grave, d'abcès ou de désordres plus menaçants. Chez ces personnes, toute tentative sur les veines doit être interdite, au moins pendant long-temps, et l'on doit s'informer si une pareille prédisposition n'existe pas avant de recourir aux divers procédés proposés contre les varices, le varicocèle : chez de tels sujets, l'on ne doit pas lier les veines après les amputations, quoique Larrey regarde cette opération comme innocente (1).

. Souvent on rencontre des personnes disposées aux érysipèles et qui en présentent fréquemment ; l'expérience nous apprend que lorsque cette fluxion cutanée s'est développée déjà plusieurs fois chez un individu, elle est disposée à reparaître facilement sous l'influence d'une simple provocation. Croyez-vous qu'il n'entre pas dans le diagnostic en chirurgie de savoir une telle prédisposition ? Je ne saurais trop le répéter , le diagnostic comprend l'état du malade , c'est-à-dire toutes les conditions utiles à connaître pour le guérir dans l'état où il se trouve : c'est un individu que vous avez à connaître et à traiter , et non une tumeur, une jambe, un œil, etc. Les sources du traitement sont celles du diagnostic, et toute circonstance qui peut demander un soin particulier , un procédé spécial, une modification à la méthode ou aux moyens, entrent nécessairement dans le domaine du diagnostic.

L'état particulier de l'économie, chez la femme enceinte ou récemment accouchée, est encore un des points multi-

_____

(1) Clinique chirurg., tom. III.

pliés du problème dont nous parlons : à cette époque de
son existence, la femme est disposée aux inflammations
des séreuses surtout, non-seulement par les conditions
particulières de son sang (1), mais de tout son organisme.
Examiner donc une tumeur quelconque chez un pareil
sujet, sans s'informer de son état puerpéral, n'est-ce pas
ignorer une partie importante de l'état morbide? N'est-ce
pas oublier une source d'indications thérapeutiques, et
s'exposer à des accidents inflammatoires, si l'on entre-
prend une opération qu'un semblable état doit contrarier
momentanément?

On n'a pas étudié toutes les conditions de l'état morbide quand on oublie l'âge, le sexe, l'hérédité, l'idiosyncrasie, les professions et plusieurs autres circonstances
individuelles. S'agit-il d'une fracture du col de l'humérus,
l'état pathologique sera différent pour l'enfant et pour le
vieillard. Observe-t-on des spasmes ou des convulsions,
l'état morbide sera bien autre chez l'homme que chez la
femme, car celle-ci a une constitution ordinairement
nerveuse pour laquelle les troubles correspondants ne
sont pas aussi graves, et n'exigent pas des remèdes aussi
énergiques ni aussi prolongés.

On rencontre parfois des personnes qui, sous diverses
influences, offrent des battements considérables dans
l'abdomen, et la manifestation de tumeurs ayant la
plupart des apparences d'un anévrysme (2) : comment
porter un jugement convenable sans la connaissance de
cette disposition morbide ? D'autres sujets ont une inclinaison congéniale du bassin, sans pour cela qu'il existe

---

(1) Andral, hæmatologie.
(2) Morgagni, lett. anat. méd. 49ᵐᵉ, § 18.

de claudication : ne faut-il pas s'informer d'une pareille disposition organique, lorsqu'on veut juger de l'allongement ou du raccourcissement d'un membre inférieur ?

Sans m'étendre sur un pareil sujet autant que son importance pourrait le demander, je dois cependant dire encore un mot de la tolérance ou de la résistance vitale dont la connaissance entre dans le problème diagnostique. Je l'ai déjà plusieurs fois signalé, car ce principe est de la plus haute importance, toutes les lésions de l'organisme ne sont pas toujours des maladies, c'est-à-dire des désordres menaçants pour la santé ou la vie : fort souvent, au contraire, les lésions fonctionnelles ou organiques entrent dans les conditions habituelles de la santé ; de sorte que le diagnostic serait fautif si l'on regardait une suppuration, un exutoire, etc., comme des états morbides. Ce sont parfois des fonctions tout aussi physiologiques que l'uropoïèse, et qui ne réclament pas plus d'être combattues que celle-ci. Enfin, les forces de l'individu, la résistance qu'il oppose aux désordres morbides, et qu'il pourra fournir au traumatisme opératoire, sont encore des circonstances dont il faut tenir compte pour posséder une notion assez complète du problème pathologique.

En présence de tant de questions diverses dont l'École hippocratique s'enquiert dans son jugement sur les malades, ne voit-on pas qu'elle considère la connaissance des états morbides comme plus compliquée, plus difficile que ne le présentent la plupart des systèmes ? « De cette indication abrégée des éléments du diagnostic en chirurgie, vous me permettrez, dit le professeur Estor (1), de conclure que ce diagnostic est loin

---

(1) Disc. sur le diagnost. chirurg. Montpellier, 1833, p. 19.

d'être un acte purement intuitif, un effet immédiat de l'examen par les sens. Il a plus de rapport qu'on ne pense avec le diagnostic médical, et, comme lui, il consiste souvent en un calcul de probabilités qui ne peut être porté à sa perfection que par les plus grands efforts de l'esprit. »

Les résultats fournis par les sens ne seraient, en effet, presque d'aucune valeur, si l'intelligence ne venait les seconder; c'est le jugement qui va puiser aux diverses sources du problème pathologique à l'aide des sens et des moyens physiques et chimiques. Pour diriger avec fruit les divers instruments de ses opérations, l'homme de l'art est guidé par des idées enchaînées, un plan de conduite, enfin, ou méthode dont nous devons parler en ce moment.

ARTICLE DEUXIÈME.

Des méthodes du diagnostic en chirurgie.

Communément on se conduit, dans le diagnostic en chirurgie, suivant trois méthodes : l'une dite *directe*, l'autre *par exclusion;* la troisième est l'*analyse clinique* et la plus importante de toutes.

Ces trois manières d'établir le diagnostic ne me paraissent pas applicables à tous les cas ni également à toutes les parties du problème pathologique. Il faut se rappeler ici que le chirurgien a plus d'intérêt que le médecin à combattre les altérations anatomiques, et l'on voit aisément que les méthodes dites directe et par exclusion sont plus convenables pour établir l'état local. « Que celui qui a exercé la médecine et qui aime à se rendre compte de ses actions, dit le professeur Serre (1), se demande si, lorsqu'il est en face du malade, il attend d'avoir recueilli tous les documents nécessaires avant que de former un diagnostic. A peine deux ou trois symptômes un peu saillants ont frappé l'attention du praticien, qu'impatient de s'élever à la connaissance de la maladie qu'il a sous les yeux, son esprit en a déjà soupçonné le caractère. Tout le reste de l'interrogatoire n'a pour but que de vérifier ou de rejeter l'idée première qu'il s'est formée de la nature du mal. » Cette manière de procéder à la connaissance des maladies chirurgicales peut être appelée méthode directe : elle est prompte et brillante ; elle est mise en œuvre par les cliniciens très-exercés, qui, étant chargés de grands services, ne peuvent souvent pas se livrer à un examen prolongé de toutes les maladies, et qui, d'ailleurs, entraînés par leur expérience, se décident rapidement dans leur jugement. Cette méthode est en faveur auprès de certains hommes supérieurs par le savoir, l'habitude clinique, et surtout par ce tact chirurgical qui distingue Guy-de-Chauliac, A. Paré, Lapeyronie, Dupuytren, Delpech et les praticiens appelés heureux dans tous les temps. Mais cette méthode expose les médecins peu expérimentés, ou dépourvus de talent naturel, à des méprises continuelles, et ses dangers évidents la rendent peu propre au plus grand nombre d'entre eux. Si l'on a remarqué la conduite de ceux réputés malheureux, on reconnaîtra sans peine que la plupart de leurs erreurs tiennent à l'application de la méthode directe, ou à la détermination rapide de la lésion à diagnostiquer. Aussi cette méthode doit-elle être évitée par les élèves, non-seulement

---

(1) Recherch. sur la cliniq., etc. Montpellier, 1833, p. 87.

comme peu susceptible de développer leur jugement, mais encore comme capable de les habituer à ce genre d'examen, à la négligence et aux conséquences fâcheuses qu'elle entraîne trop de fois.

« Souvent le chirurgien fait une série de suppositions relatives à l'affection dont il désire connaître les caractères, dit le professeur Serre (1) ; il pèse ensuite les raisons particulières qu'il a d'en exclure certaines, et il retient comme la seule admissible celle qui résiste à ce mode d'examen ; en un mot, il procède par la méthode dite d'exclusion, et non par la méthode analytique. » Cette manière de former le diagnostic est sans doute plus lente et moins brillante que celle dont nous venons de parler ; elle exige un examen prolongé et la vérification d'une série de suppositions probables. Mais elle exerce par cela même l'intelligence et le jugement de l'élève, et expose beaucoup moins le praticien à commettre des erreurs graves.

S'agit-il d'une tumeur située à l'aine, on commence, suivant la méthode dont nous parlons, à rassembler mentalement toutes les espèces de maladies susceptibles de se présenter dans le même lieu, et d'avoir des analogies avec celle soumise au discernement du médecin. Alors, choisissant chacune de ces lésions semblables les unes après les autres, on en compare les symptômes avec ceux que présente le sujet actuel, et, ne trouvant pas entre ces deux cas des ressemblances suffisantes, on élague cette première maladie, pour en appeler une seconde et la soumettre au même parallèle. Poursuivant ainsi l'étude du problème, on rejette successivement les altérations dont les caractères ne sont pas suffisamment rapprochés

---

(1) Recherches sur la clinique. *Ibidem*, p. 87.

du mal présent, et l'on arrive de la sorte à une supposition qui a en sa faveur les plus grandes probabilités.

Achevons de faire comprendre la valeur de la méthode par exclusion, en admettant que nous avons à déterminer le diagnostic d'une tumeur de l'aine. Les altérations qui peuvent se présenter sous cette forme et dans cette région, dirons-nous, sont le bubon, l'abcès idiopathique, l'abcès par congestion, la hernie, l'anévrysme, les kystes. L'individu que nous avons sous les yeux a-t-il un kyste? cette dernière tumeur offre une forme arrondie, une rénitence ou une fluctuation, de la fixité; elle se développe fort lentement, caractères opposés à l'apparence allongée et piriforme, à la mollesse, à la mobilité, à l'apparition rapide de la lésion de notre sujet. S'agit-il d'un anévrysme? mais la tumeur soumise à notre examen n'est pas fixée à l'artère crurale; elle manque de battements isochrones à ceux du pouls, et la compression du tronc artériel au-dessous de la tumeur n'y détermine aucune pulsation. Ce ne peut être non plus un abcès idiopathique, car il n'existe pas de fluctuation manifeste; la peau n'a pas éprouvé de coloration insolite; aucune douleur ni aucuns symptômes de phlegmon ne se sont montrés; enfin, l'abcès se développe en plusieurs jours, et la maladie dont il est question a paru en peu d'instants. Les mêmes motifs éloignent l'idée d'un bubon. Restent l'abcès par congestion et la hernie. Le malade n'a pas souffert dans le rachis où l'on ne voit aucune déformation; la respiration et les mouvements des membres sont libres; il n'y a pas de fluctuation évidente; la tumeur n'est pas située à la moitié externe de l'aine, mais en dedans et sous la peau; enfin, elle rentre facilement, fait entendre du gargouillement: elle augmente peu d'heures après les repas, est la source de coliques; le malade a souvent de la constipation; de cet examen j'arrive à cette conclusion la plus probable : la tumeur dont il s'agit est une hernie.

Telle est la méthode dite d'exclusion, telle est la manière d'en faire l'application : elle ne met pas certainement à l'abri de l'erreur, car l'on peut oublier certaines maladies qui eussent dû entrer dans le parallèle; car l'on peut méconnaître quelques analogies difficiles à saisir; car, enfin, l'hypothèse, comme toute autre méthode, exige un jugement sain, des connaissances suffisantes et des sens exercés ; mais, du moins, ces dernières conditions existant, il y a plus de chances de découvrir la vérité par ce plan de conduite que par la méthode directe.

Ces deux manières de former le diagnostic sont applicables à la détermination des maladies générales comme des lésions locales; elles conviennent à l'appréciation d'une affection morbide comme d'une maladie organique. Il n'en est pas de même quand il est question d'un état morbide compliqué ou d'un individu entaché de plusieurs vices internes. Il est nécessaire alors de démêler les différentes conditions des problèmes, et de recourir à l'analyse clinique fondée dans cette École.

Dans la plupart des cas, on a sous les yeux une forme pathologique qui peut dépendre d'une lésion interne diverse. Il est nécessaire de découvrir l'affection morbide qui entretient la maladie apparente; l'analyse clinique nous l'apprend. Tous les jours on rencontre des altérations commençantes chez des sujets qui accusent une vive douleur. Cette souffrance mérite sans doute des soins particuliers, en raison de son intensité; mais il s'agit de savoir si elle cause et entretient le désordre pathologique, si elle en est l'effet : il est nécessaire, suivant la remarque de Sarcone (1), de discerner *si la douleur est mère ou fille de l'inflammation;* car les narcotiques seront indiqués dans le premier cas et les antiphlogistiques dans l'autre, et que l'une de ces médications ne serait pas provoquée impunément à la place de l'autre. Mais comment faire cette distinction importante, si l'on n'y apporte cet esprit d'analyse des éléments morbides?

Aux yeux de beaucoup de médecins, il suffit de savoir l'état de la vision par l'appareil oculaire pour diagnostiquer une amaurose. L'École de Montpellier regarde l'amaurose comme un effet, une forme pathologique sous la dépendance de divers vices internes ou éléments : cette lésion visuelle peut être de nature rhumatismale, goutteuse, spasmodique, syphilitique, catarrhale ; comme elle est parfois le résultat d'une altération organique ou traumatique de l'œil. La connaissance de ce fond morbide est établie à la faveur de l'analyse clinique. Nous pourrions appliquer la méthode analytique au diagnostic de la carie, de la nécrose, des maladies de la peau et des diverses sortes de gangrène si bien distinguées par le docteur François (2).

« Quand un médecin constate qu'un individu a une hémorrhagie, dit le professeur F. Bérard (3); il ne sait rien encore à proprement parler ; et s'il s'arrêtait à ce point, l'homme du peuple le plus ignorant en saurait presque autant que lui, et n'aurait aucune raison pour emprunter le secours de ses lumières et de son art. Il ne suffit pas même de déterminer quel est l'organe qui laisse échapper le sang ; quoique cette connaissance soit quelquefois une

---

(1) Malad. obs. à Naples, tom. I, p. 137.
(2) Essai sur les gangr. spont., 1833.
(3) Applic. analys. méd. prat. mal. chron., tom. II, p. 398.

donnée précieuse. S'il constate par l'examen des causes, des symptômes, des circonstances commémoratives, etc., que cette hémorrhagie dépend d'un état inflammatoire de la muqueuse bronchique ou d'une fluxion métastatique, comme dans le cas de suppression des règles ou de la présence de tubercules dans les poumons, alors seulement il connaît le fond de la maladie et peut établir un traitement convenable. »

Tel est le résultat de l'application de la méthode analytique, qui amène à admettre des hémorrhagies actives, passives, par fluxion, par expression, etc. (1), et qui regarde ce que nous appelons ulcères, ophthalmies, anthrax, dartres, teignes, névroses, névralgies, ainsi que toutes les maladies organiques ou vitales, comme des formes pathologiques susceptibles d'être la manifestation d'affections internes ou d'éléments morbides, bases principales du diagnostic et du traitement rationnel.

La méthode analytique est encore indispensable quand il existe un état morbide compliqué, c'est-à-dire où l'altération organique est sous la dépendance de deux affections morbides combinées chez le même individu et réclamant un traitement simultané et corrélatif. Depuis long-temps, le professeur Vigarous a fait remarquer la complication fréquente de la syphilis avec d'autres lésions internes, avec le rhumatisme, les scrofules, la goutte, les dartres. Chacun de ces vices morbides ne mérite pas une attention isolément; car les ulcères, les pustules et les différents symptômes vénériens s'étendent et résistent tant que l'on n'a pas combattu les deux affections combinées. Il faut alors discerner les deux éléments pathologiques,

---

(1) Lordat, Traité des hémorrhagies. Montpellier, 1808.

et les attaquer par des remèdes convenables à l'un et à l'autre et qui ne se contrarient pas mutuellement.

« Le mercure, dit avec raison le professeur Vigarous (1), n'est pas toujours le plus efficace contre les espèces de véroles combinées ; il en aggrave souvent les symptômes, produit des accidents inattendus et formidables ; il détermine, dans les cas des complications dont je viens de parler, des effets bien différents de ceux qu'il devait produire ; au lieu de guérir, il retarde les cures et les éloigne infiniment de leur terme en faisant courir aux malades, qui sont dans cette catégorie, les dangers les plus redoutables. » S'agit-il d'un individu entaché de scrofules et de syphilis, par exemple, le mercure métallique surtout sera contre-indiqué à cause de son action débilitante contraire à une économie en proie au vice scrofuleux. Alors, les iodures de mercure, et principalement les préparations d'or, seront très-heureusement administrés en pareilles circonstances (2) : ces remèdes combattent en même temps les deux affections morbides dont la combinaison exige un traitement simultané.

En d'autres cas, il existe une complication locale résultant de la présence d'une altération organique, d'une tumeur cancéreuse, je suppose, qui entraîne une fluxion sanguine et une inflammation des tissus environnants. Il convient alors de reconnaître en cet état trois sources d'indications thérapeutiques : le vice cancéreux, la tumeur squirrheuse et la phlogose autour de celles-ci. Il faut ne pas attribuer à cette inflammation secondaire la production de la dysgénèse, comme le voulait l'école

---

(1) Complic. sympt. vénér., etc. Montpellier, 1780, p. 10.

(2) Rech. sur les préparations d'or du docteur Chrestien. Montpellier, 1821, p. 199.

de Broussais, et croire faire disparaître tout le mal au moyen des émollients et des émissions sanguines. L'analyse clinique démontre que la lésion principale en ce cas est l'affection cancéreuse, dont on serait trop heureux de pouvoir triompher à l'aide de médicaments inconnus encore à notre art; que la phlogose environnant la tumeur squirrheuse demande des moyens émollients et antiphlogistiques afin de réduire l'altération organique à ses limites seules, quand on se propose de pratiquer la destruction locale de l'altération dysgénétique.

La méthode analytique enseigne à rechercher et à découvrir les affections internes, en apparence indifférentes dans la marche et la curation des maladies chirurgicales, mais en réalité liées à celles-ci par des rapports difficiles à saisir pour un praticien peu exercé à cette étude clinique. Le professeur Dumas, nous l'avons dit, discerna ainsi la fièvre rémittente qui complique parfois les plaies. Assez souvent une fièvre gastrique bilieuse influence fâcheusement les blessures par armes à feu (1); les plaies faites par l'opérateur sont parfois compliquées de scorbut (2); et il n'est pas de fièvre ou d'affection morbide qui ne puisse survenir dans une maladie réputée chirurgicale, et réclamer un traitement immédiat.

Dans les faits que nous venons de rappeler, on rencontre l'existence de plusieurs lésions internes ou externes qui s'influencent réciproquement et dans la marche du mal et dans le traitement : ce sont là des exemples de complications. La méthode analytique nous apprend encore à distinguer ces cas des maladies *composées* ou *coexistantes*. Lorsqu'une altération organique ou vitale existeront avec

(1) Serre, Traité, réunion imméd., p. 145. Montpellier, 1830.
(2) Boyer, Traité mal. chirurg. Nouv. édit., 1844, t. I, p. 683.

une autre de même nature, placées en des lieux rapprochés ou éloignés, qui ont une marche correspondante et des médications majeures semblables, on a sous les yeux un état composé. Ainsi une fracture des deux os de l'avant-bras ou de la jambe, une division traumatique des téguments, des muscles des aponévroses et des os eux-mêmes d'un membre, sont des cas composés, parce que le désordre des parties différentes est de même nature, et surtout parce qu'il fournit des indications semblables : réunir les parties, les maintenir en rapport, et combattre les accidents.

Mais si l'agent vulnérant ayant intéressé un vaisseau ou un nerf principal d'un membre, cette blessure constitue une lésion fondamentale et par sa gravité immédiate et par l'importance du remède nécessaire, il y a alors complication. C'est donc sur les principales indications thérapeutiques semblables ou différentes, que repose la distinction clinique des maladies compliquées ou composées.

Si, au contraire, un individu présente une plaie ancienne et une cataracte, un anévrysme et un érysipèle phlegmoneux, des projectiles et un engorgement scrofuleux des ganglions, etc., il s'agit alors d'une pure coexistence de deux lésions de nature différente, ne s'influençant ni dans leur marche respective, ni dans leur traitement. Il convient ici de s'occuper de l'une et de l'autre maladies, pour ainsi dire, comme si elles se trouvaient chez des sujets différents, et de leur appliquer un traitement presque isolé.

ARTICLE TROISIÈME.

Des moyens de diagnostic en chirurgie.

Nous venons d'exposer les sources diverses du diagnostic en chirurgie et les méthodes propres à diriger l'esprit du médecin à cet égard : il nous reste à parler des
moyens à mettre en usage dans ce but. Trois ordres de
moyens diagnostiques sont employés dans la plupart des
maladies chirurgicales : les sens, les instruments, l'expérimentation. Les matériaux de nos opérations intellec-
tuelles nous viennent communément par les *sens;* et, soit
que nous mettions à leur service des instruments ou des
explorations expérimentales, ils sont les intermédiaires
obligés des objets et de l'idée que nous nous en formons :
sous tous les rapports, l'application des sens mérite d'a-
bord notre attention.

La *vue* est, sans contredit, le sens le plus promptement
et le plus souvent mis en usage pour la connaissance des
maladies. Le premier désir que l'on manifeste quand il
faut reconnaître une maladie, c'est de voir : après certaines questions générales adressées au sujet : *voyons;*
telle est la manière ordinaire de procéder dans l'exploration des maladies externes. L'habitude extérieure du corps,
la teinte anormale de la peau, la disposition régulière ou
les déformations des parties, la liberté ou la gêne des
mouvements, l'expression de la souffrance, la démarche
du sujet, l'attitude des diverses positions de son corps,
les saillies de la surface cutanée, les mouvements de la
respiration, nous sont fournis par la vue.

Les incurvations du rachis ou des membres, les tumeurs
herniaires, le strabisme, le fongus vasculaire superficiel,
le goître, le bec-de-lièvre, les pieds-bots, la cataracte,

les blessures, les teignes, les dartres et beaucoup d'autres maladies chirurgicales, sont manifestées d'abord à la vue de l'observateur. Dans les cas même où l'œil ne peut pénétrer jusqu'au lieu de l'altération organique, il fournit encore des indices précieux : de sorte que la vue est constamment utile ou nécessaire dans le diagnostic en chirurgie. C'est de cette manière surtout qu'il nous semble convenable d'interpréter cet axiome d'Hippocrate : μέγα δὲ μερὸς τῆς θεχνῆς εγευμαὶ τὸ δυνασθαὶ σκοπειν, pouvoir examiner me paraît la plus grande partie de l'art.

Il en est de la vue comme de tous les autres sens : elle reçoit des impressions, les transmet, conserve l'habitude de fonctionner à la façon accoutumée, ce qui constitue l'éducation des sens dont on peut donner les règles et les résultats généraux, mais non le mode spécial qui le constitue : de là, les besoins d'un exercice prolongé et bien dirigé de la vue que rien ne peut suppléer ; de là, ces connaissances cliniques dont on doit toujours faire acquisition, et qui rendent précieux les avis des médecins expérimentés.

L'œil fait distinguer la teinte cuivrée des altérations syphilitiques de la couleur vinacée des désordres scorbutiques, l'aspect jaunâtre des croûtes dartreuses d'avec la coloration blafarde ou bleuâtre des ulcères scrofuleux. Néanmoins ces expressions ne rendent pas rigoureusement compte des impressions fournies par la vue, et il faut encore être dirigé par un praticien pour reconnaître la justesse de ces caractères diagnostiques. On vous dit bien que la pustule maligne débute par une tache petite, légère, brunâtre; mais combien d'erreurs ne commet-on pas à cet égard, si l'on n'a déjà eu l'occasion d'observer une semblable maladie ? On répète tous les jours que la cachexie cancéreuse se manifeste surtout par une teinte jaune-paille des téguments; mais ce symptôme peut être aisément confondu avec la teinte de la chlorose, de l'ictère léger, des fièvres intermittentes chroniques, des altérations anciennes du foie ou de plusieurs autres viscères, et ces nuances, souvent délicates; réclament un œil exercé.

S'agit-il d'une perte de sang? est-ce une hémorrhagie veineuse, artérielle, capillaire, active, passive? est-ce une hémoptysie, une hématémèse, une épistaxis, une saignée des gencives? La vue surtout vous l'apprendra. Nous n'en finirions pas si nous voulions montrer les applications nombreuses de ce sens à l'exploration des maladies chirurgicales, considérées, soit dans leurs symptômes organiques, fonctionnels, soit même dans les affections internes qui en constituent le fond.

Toutefois, comme souvent des symptômes peuvent appartenir à diverses maladies, comme plusieurs de celles-ci sont peu ou point apparentes à la peau, comme beaucoup de caractères pathologiques ne sont pas du ressort de l'œil, comme enfin la vue est sujette à l'erreur et qu'elle s'adresse à un seul ordre de phénomènes, la vue est fréquemment insuffisante et réclame le concours des autres sens. Parmi eux, le plus sûr et le plus certain est en général le *tact* ou le *toucher*. Ce moyen naturel est, chez l'homme, porté au plus haut degré de puissance, grâce à l'admirable disposition de la main, dont la structure a paru à certains philosophes (1) expliquer notre supériorité sur tous les êtres vivants. Les doigts appliqués sur les tumeurs, les organes, les cavités splanchniques, nous font apprécier la température, la consistance, les dimensions

---

(1) Galien, *De usu partum*, cap. 4, 5, 7.
Buffon, Hist. nat., t. IV et V, in-12.

des parties, et plusieurs autres changements pathologiques dont nous allons dire quelques mots.

Lorsqu'un individu a reçu une blessure au thorax, et qu'il présente une tuméfaction des parois de cette cavité, comment constater la cause de ce symptôme sans y appliquer la main? La *pression* de la peau donne la sensation ou d'un liquide infiltré qui se déplace lentement, ou d'un gaz dont les bulles se portent autour, en faisant éprouver la sensation de la crépitation. Durant son séjour en Égypte, le célèbre Larrey rencontra plusieurs indigènes dont le cou prenait parfois une tuméfaction considérable au-devant du corps thyroïde, de manière à simuler un véritable goître. La pression des doigts fit bientôt reconnaître la présence de l'air échappé de la trachée déchirée par les efforts de voix auxquels se livrent les marabouts (1). Cette lésion a été encore remarquée chez plusieurs soldats instructeurs. La pression, exercée sur une partie atteinte d'érysipèle phlegmoneux, fournit la sensation d'une élasticité d'abord plus grande des tissus, bientôt remplacée par une sorte d'œdème, et enfin par de l'emphysème qui annonce la mortification commençante de la couche cellulo-graisseuse sous-cutanée : tel est aussi le résultat de ce mode d'exploration des hernies étranglées et déjà frappées de gangrène.

S'agit-il d'une tumeur développée dans l'abdomen? la pression détermine sa position, ses limites, sa consistance, sa fixité, sa forme, enfin la plupart de ses caractères appréciables à l'observateur. Un individu se plaint d'un poids incommode dans un membre où existe de la tuméfaction vague; la pression, convenablement dirigée,

---

(1) Cliniq. chir., t. II, p. 81.

fait constater l'existence d'une tumeur profonde, diffuse, rénitente, et même une collection de pus cachée par une grande épaisseur des parties molles. Ainsi l'on s'assure de l'accumulation de synovie dans le genou par la pression exercée sur la rotule.

Un second mode de toucher, c'est la *palpation :* il est des tumeurs susceptibles d'être embrassées par les mains et soumises à une exploration plus minutieuse. On saisit la mamelle tuméfiée, on examine ses adhérences profondes, sa consistance, la disposition globuleuse de sa surface ou de son fond; on tâte la sensibilité dont elle est actuellement pourvue, et l'on cherche ainsi à s'assurer d'un engorgement inflammatoire ou d'une hypertrophie, d'une infiltration purulente ou laiteuse, de la présence d'un kyste ou d'une masse encéphaloïde, etc. De même l'on explore le corps thyroïde, le testicule, ou les tumeurs diverses dont la saillie en permet aisément l'exploration. Ainsi l'on apprécie les différents mouvements qui se passent dans une tumeur, et l'on cherche à distinguer si elle est formée par un anévrysme, un fongus hœmatode, ou une autre altération agitée par les vaisseaux sous-jacents.

La palpation est propre à faire reconnaître l'existence d'une grande collection liquide, d'une hydropisie; les mains, placées sur des points opposés de la poche pathologique, impriment au liquide contenu des impulsions répétées qui, perçues alternativement par les doigts explorateurs, manifestent la présence d'un liquide accumulé outre-mesure. Ce mode d'investigation est employé pour découvrir, non-seulement le développement considérable de l'utérus, mais surtout pour s'assurer de la présence d'un fœtus au sein de la matrice. Dans ce but, la main gauche, posée sur l'hypogastre, reçoit l'impulsion déterminée par la main droite, dont l'indicateur appuie contre la lèvre postérieure du museau de tanche : cette manœuvre pousse le fœtus contre le fond de la matrice, qui le rejette vers le col utérin ; ce choc des extrémités de l'ovoïde fœtal est la cause de la sensation éprouvée par les mains exploratrices, et du diagnostic probable de la gestation.

On explore souvent les maladies chirurgicales à l'aide d'un doigt porté dans les ouvertures naturelles, lorsque l'altération se trouve profondément située. Ce mode d'investigation, en général trop négligé, mérite cependant la plus grande confiance, car le doigt est un instrument sentant et volontaire, susceptible de se plier à diverses conformations des parties lésées, ce qu'aucun instrument mécanique ne saurait faire. L'indicateur, introduit dans la cavité buccale, apprécie la consistance, le développement anormal des amygdales, détermine la position et la forme des polypes implantés sur les arrière-narines ou dans le pharynx, constate l'état de l'épiglotte et de la partie supérieure du larynx, la présence de corps étrangers divers.

Porté dans le rectum, le doigt indicateur parcourt un vaste conduit où se trouvent parfois développées des tumeurs vasculaires, hémorrhoïdales, cancéreuses ; il en mesure les dimensions, la dureté, le pédicule, le siége, les rapports, et fournit ainsi des notions indispensables au diagnostic. Quand un individu se plaint de douleurs au col de la vessie, de gêne dans l'émission des urines, de pesanteur au périnée, il est probable qu'il existe une altération de la prostate : alors le toucher anal éclaire la question, permet de délimiter le volume de la glande engorgée, de reconnaître sa dureté, sa sensibilité, enfin peut donner à cet égard de précieux renseignements.

L'existence de pierres dans la vessie est quelquefois dévoilée ou démontrée par l'exploration rectale : ainsi le calcul est-il enfermé dans une cellule ou dans un kyste, il reste inapprécié au cathéter ; tandis que le doigt indicateur, porté contre la paroi recto-vésicale, peut aisément constater une semblable disposition pathologique. Comment reconnaître une rétroversion et un enclavement de l'utérus dans l'excavation pelvienne sans se livrer à ce mode d'exploration ? Comment découvrir un rétrécissement ou une valvule du rectum sans le secours du doigt porté dans l'intestin ?

Vous savez tous combien les conseils et les exemples de MM^{mes} Lachapelle, Boivin, du professeur Dugès, ont contribué à répandre le toucher pour le diagnostic des altérations de la matrice. S'agit-il, en effet, de tuméfaction, d'ulcération ou de déchirure du museau de tanche, l'indicateur, poussé au haut du vagin, les apprécie. Les dégénérescences fongueuses, cancéreuses, les tumeurs squirrheuses du col ou du corps lui-même, les polypes et la plupart des dégradations de l'organe gestateur, sont déterminés en grande partie à l'aide du toucher. Parlerai-je des tumeurs de l'excavation pelvienne, des vices de conformation du bassin, des fistules vésico-vaginales ; le même mode d'exploration leur est toujours applicable. Ce que nous venons de dire justifie bien l'opinion du professeur Delpech, qui, pour le diagnostic en chirurgie, appelait le toucher le sens par excellence.

La vue et le toucher sont les deux instruments naturels le plus ordinairement mis en usage : quoique moins souvent utile, l'*ouïe* fournit cependant des données précieuses en bien des cas, et fréquemment elle procure la connaissance des symptômes les plus marqués du mal. Les fractures sont diagnostiquées presque sûrement à la faveur de la crépitation; l'entrée de l'air dans les veines est annoncée par le bruit de clapet manifesté au moment de l'accident. Appliquée sur diverses parties du corps qui sont le siége de certains bruits, l'oreille en retire des symptômes fort utiles à la connaissance de plusieurs altérations profondes.

L'*auscultation* apprécie le *sussurus* développé au sein des poches anévrysmales, suite du passage du sang d'une cavité dans une autre plus ample que la première; elle reconnaît les bruits multiples, mais isochrones, qui se passent dans les tumeurs érectiles, le bruit de soufflet de la circulation *utérine* pendant la gestation, de l'impulsion cardialgique du fœtus encore plongé au sein de la matrice. A la faveur de l'ouïe, on perçoit le bruit de soufflet que l'état de faiblesse occasionne dans les troncs artériels, près du cœur, le son produit du choc d'un cathéter contre un calcul vésical. Nous ne saurions toutefois admettre l'avantage de l'auscultation pour le diagnostic des fractures : ce sont des subtilités cliniques plutôt que des règles utiles à suivre. Si l'os brisé est situé peu profondément, la crépitation sera perçue aisément sans sthétoscope; s'il est environné de beaucoup de chairs, comme le col du fémur, la crépitation ne sera pas plus sensible à l'ouïe qu'à la main, à moins que l'on ne détermine un déplacement considérable des fragments, ce qui nous paraît dangereux, car cette manœuvre entraîne la déchirure des liens fibreux qui peuvent encore rester entre les deux bouts du col rompu, et par suite celle des moyens de nutrition et de cicatrisation des fragments.

Un autre mode d'exploration des organes par l'ouïe, est la *percussion :* tout travail pathologique long-temps prolongé apporte dans les tissus des changements de consistance et par suite de résonnance sous les chocs du doigt

explorateur. On peut donc reconnaître les altérations
étendues en interrogeant la sonoréité des parties. Une
personne reçoit un coup d'épée à la poitrine, du sang
s'épanche dans la plèvre, la respiration devient progressivement plus gênée, la suffocation est imminente si
l'on n'évacue une partie du liquide accumulé. La percussion et l'auscultation vous démontrent l'existence de
l'épanchement, son étendue, et le lieu le plus favorable à
la paracenthèse.

Un homme a le ventre volumineux, la respiration sus-
pirieuse, l'anxiété extrême : il paraît indiqué de lui procurer au moins du soulagement à l'aide d'une ponction
abdominale. Mais s'agit-il d'une ascite, d'une tympanite,
d'un simple engorgement des viscères ou d'un état mixte?
la percussion le découvrira. Une femme porte une forte
tumeur dans la fosse iliaque droite : est-ce un kyste de
l'ovaire ou un engorgement squirrheux de cet organe,
un épanchement circonscrit ou une accumulation de corps
étrangers dans le cœur? la sonoréité des parties interrogées
vous permettra de le distinguer avec beaucoup de probabilités. Ici c'est une accumulation d'urine dans la vessie
qui simule une hydropisie ascite, un épanchement limité;
là c'est une grossesse que l'on prend pour un hydro-
abdomen : percutez et auscultez si vous désirez ne pas
commettre de graves erreurs de diagnostic et des erreurs
de traitement bien plus graves encore. Les kystes acépha-
locystiques peuvent être reconnus à la faveur du *frémisse-
ment hydatique* découvert par le docteur Claudius Tarral (1).
Enfin, l'exploration des désordres existants dans les organes
thoraciques demande la sérieuse attention des praticiens

---

(1) Revue méd., Décembre 1834.

pour s'assurer de l'état de la constitution entière de leurs malades.

Bien que l'*odorat* trouve des applications beaucoup moins multipliées que l'ouïe, la vue et le toucher, néanmoins il rend de véritables services dans le diagnostic de plusieurs maladies chirurgicales. Pendant un voyage, se trouvant dans une ville d'Allemagne, J.-L. Petit entre dans un hôtel et passe dans une chambre où se trouvait une femme malade dans un lit entouré de rideaux. Le célèbre chirurgien est frappé de l'odeur de gangrène qu'il éprouve aussitôt, et ne doute pas qu'il s'agit d'un cas grave; ne sachant pas l'allemand, il se fait conduire auprès de la malade, l'examine, reconnaît une hernie étranglée et gangrenée, l'opère aussitôt et sauve la malade (1).

« L'odeur que répand une plaie atteinte de pourriture d'hôpital est tellement caractéristique, dit le professeur Serre (2), qu'il est peu de chirurgiens qui s'y méprennent. L'odorat ne sert-il pas aussi à reconnaître la nature des matières qui s'écoulent des fistules urinaires ou stercorales? Le chirurgien qui se livre aux grandes opérations n'a-t-il pas encore souvent recours au même moyen, afin de s'assurer si la plaie est baignée d'une assez grande quantité de pus pour permettre la levée du premier appareil? » On connaît l'odeur excrémenteuse de la carie, les émanations fétides et spéciales du cancer utérin, etc.

Enfin, le *goût* est le dernier des sens dont nous ayons à parler, à cause du peu d'applications qu'il fournit au diagnostic; toutefois certaines notions précieuses sont

---

(1) OEuv. compl., 1837.
(2) Rech. cliniq., pag. 71.

parfois acquises à l'aide de ce sens : ainsi J.-L. Petit s'assura de la réalité d'une fistule biliaire de l'abdomen en portant sur sa langue un peu du fluide qui s'en échappait. On pourrait encore reconnaître de cette façon l'existence d'une fistule spermatique ou urinaire dont l'ouverture serait éloignée du foyer du liquide excrété par cette voie anormale. Tels sont les services généraux que l'application des sens peut fournir au diagnostic en chirurgie; nous ne disons rien de leur emploi à la connaissance des troubles de la circulation, de la température, de la physionomie, ni des autres symptômes généraux, parce que nous nous en sommes assez occupé précédemment en parlant des sources diverses du diagnostic : abordons maintenant l'examen des instruments mécaniques comme moyen de parvenir au but dont nous nous occupons.

Les sens dont nous venons d'étudier l'application ne peuvent souvent être utiles s'ils sont livrés à eux seuls ; ils ont besoin du concours de moyens auxiliaires qui augmentent leur domaine, ou les suppléent en partie. A la faveur des *instruments*, les doigts sont, pour ainsi dire, prolongés et capables de pénétrer à de grandes profondeurs dans nos parties; la vue devient plus perçante et saisit les objets les plus ténus; l'ouïe perçoit des sons plus manifestes; enfin plusieurs changements pathologiques sont rendus appréciables.

Lorsqu'un os a éprouvé une altération profonde et ancienne, et que les symptômes laissent de l'incertitude touchant l'espèce et la nature des désordres organiques, le chirurgien s'efforce de faire parvenir un *stylet* simple jusqu'à la partie dégradée, à travers les ouvertures formées au sein des parties molles voisines. Porté dans les conduits fistuleux sur l'os altéré, l'instrument s'enfonce facilement, déprime les cellules osseuses, donne la sensation d'un tissu spongieux et fongueux, et alors on a tout lieu de croire à de la carie; ou bien la partie lésée résiste beaucoup plus même qu'un os sain, procure la sensation d'une portion éburnée, et, dès lors, l'existence de la nécrose est très-probable.

A l'aide du stylet, on parvient au fond du trajet parcouru par des corps étrangers; on reconnaît la place que ceux-ci occupent, leur mobilité ou leur fixité, leur nombre, leur volume, enfin différentes dispositions favorables à l'extraction des projectiles. En 1839, j'eus l'occasion de m'assurer des résultats avantageux d'une semblable exploration sur un militaire qui avait été opéré d'un kyste sous-hyoïdien de Maunoir au moyen de l'incision, et traité ensuite par l'introduction de bourdonnets de charpie au sein de la poche séreuse, afin de déterminer l'adhésion inflammatoire de ses parois. Depuis trois semaines, la cicatrisation ne faisant aucun progrès, j'eus l'idée d'explorer l'intérieur du kyste : j'y reconnus bientôt l'existence d'une portion de charpie perdue dans le fond de cette poche depuis plusieurs jours. L'extraction de ce corps étranger étant faite, la cicatrisation marcha dès lors vers une terminaison heureuse et prochaine.

S'agit-il de s'assurer de la profondeur d'une fistule anale, des sinuosités du conduit, de la hauteur de son ouverture interne ou de l'absence de celle-ci? l'introduction du stylet est indispensable : trop heureux s'il suffisait constamment au diagnostic local de ces sortes de maladies! Faut-il reconnaître si la persistance d'une fistule lacrymale tient à l'étroitesse du canal osseux du maxillaire, à un engorgement de la muqueuse, à la présence d'un corps étranger? le même mode d'exploration est utile et souvent indispensable.

Les *sondes* flexibles sont fréquemment mises en usage pour explorer l'état du canal de l'urètre : ainsi l'on s'assure de la présence d'un rétrécissement, de sa profondeur, de sa résistance ; ainsi l'on distingue les rétrécissements organiques internes, externes ou spasmodiques. Cette espèce d'exploration est appliquée aux lésions de l'œsophage dont la cavité est obstruée par des corps étrangers ou des altérations organiques. Les sondes flexibles sont encore employées afin de constater l'existence de désordres probables du rectum lorsque ces maladies ne peuvent être atteintes par l'indicateur. Le célèbre Talma éprouvait, depuis plusieurs années, des difficultés croissantes pour rendre les matières intestinales : après avoir usé et abusé de lavements, il fut pris d'une rétention presque complète des fèces, et des accidents du plus fâcheux augure. Breschet, Marc, Fouquier, appelés en consultation, énoncèrent des opinions très-diverses : les uns croyaient à une péritonite chronique, les autres à un volvulus ; celui-ci à une accumulation des matières fécales endurcies ; celui-là à une altération profonde d'une portion du tube intestinal. Enfin, M. Bégin ne voulant pas donner son avis sans avoir exploré profondément les parties, introduisit une longue sonde en gomme élastique, et annonça un rétrécissement organique et très-fort de l'origine du rectum, contre lequel tous les moyens thérapeutiques, déjà tant de fois tentés, étaient inutiles ou même nuisibles. La mort de l'illustre tragédien vint prouver que l'exploration avec la sonde avait découvert la vérité (1).

Les *sondes métalliques* sont souvent employées pour

---

(1) Répert. d'anat. physiol., tom. V.

éclairer la connaissance des altérations organiques ; tous les jours on introduit de tels instruments dans la vessie, afin de reconnaître la présence ou l'absence de pierre urinaire. Sans l'emploi de ce mode d'investigation, l'existence des calculs serait fort souvent très-incertaine ou même impossible. Lorsqu'on voit parfois méconnaître de semblables corps étrangers, alors même que la vessie est explorée avec le cathéter, on doit comprendre combien les erreurs de ce genre doivent être plus fréquentes, si la sonde n'est pas mise en usage. Dans la plupart des cas, il est permis, sans cette exploration, de soupçonner seulement l'existence d'une pierre vésicale ; mais le diagnostic ne saurait avoir alors qu'une faible valeur. Aussi fut-on fort étonné de trouver, dans le cadavre de Buffon, plus de cinquante calculs, et l'autopsie du corps de D'Alembert ne causa pas une moindre surprise quand on découvrit un calcul volumineux dans la vessie.

Deschamps rapporte un cas semblable d'un tailleur, nommé Portalier, qui avait une grosse pierre vésicale (1). J'ai fait l'autopsie du cadavre d'un ancien artiste du théâtre de Lyon, qui portait un énorme calcul dans la vessie, sans avoir été soupçonné ni par lui-même ni par les médecins. De semblables concrétions salines sont parfois méconnues par suite de la disposition anormale des parois du réservoir urinaire ou de la prostate : lorsque la pierre est située dans une loge vésicale, ou derrière la prostate fortement engorgée, la rencontre de ces corps étrangers devient très-chanceuse. « Plusieurs personnes, dit Sabatier (2), se sont trouvées avoir la

---

(1) Trait. histor. et dogmat. de l'opér. de la taille, 1796 ; tom. II.

(2) Médec. opérat. ; édit. Dupuyt., Sans ; tom. IV, pag. 202.

pierre, quoiqu'on n'eût pu s'assurer de sa présence par le cathétérisme. L'illustre Lapeyronie était dans ce cas : il était si persuadé d'avoir la pierre, quoique ni lui ni plusieurs de ses amis n'eussent pu la sentir, qu'il recommanda en mourant qu'on eût soin de s'en assurer. »

Afin de surmonter cette cause d'erreurs, M. Leroy d'Étioles a fait construire une sonde métallique, brisée près de son extrémité vésicale, et pouvant ainsi se couder en divers sens, à la faveur d'un mécanisme fort simple. Cet instrument permet de parcourir tous les points du réservoir de l'urine, de toucher les sinus divers, les cellules, enfin de s'assurer de l'existence de tout calcul libre par une portion de sa surface.

Aux sondes métalliques nous pouvons assimiler le percuteur de Heurteloup, employé pour mesurer les dimensions de la pierre. Une des questions à résoudre dans le choix de la méthode de cystotomie ou dans celui de la lithotritie, c'est le volume du calcul : plusieurs opérations ont été malheureuses parce que cette notion n'était pas acquise, et beaucoup de cas ont offert de grandes difficultés et de graves dangers par le même motif. Ainsi le célèbre Franco n'eût pas été contraint de pratiquer la taille hypogastrique sur un enfant, après avoir longuement tenté la taille périnéale, s'il eût pu bien déterminer la dimension de la pierre. A plus forte raison, maintenant que le volume des calculs est une des conditions principales de l'indication de la cystotomie ou du broiement, l'emploi du *Heurteloup* est-il de la plus haute importance.

Les sondes ou les stylets d'argent servent au diagnostic d'une autre manière : non-seulement ils permettent de constater la consistance des parties altérées, l'étendue des désordres, l'état des parties molles, mais encore la composition des liquides pathologiques fournis par ces tissus, leur décomposition commençante, l'imminence de la gangrène. Portées au sein des os cariés, des organes travaillés par une phlegmasie chronique et donnant un pus ichoreux, les sondes d'argent prennent une teinte brunâtre en rapport avec l'odeur fétide du pus, ce qui est dû à la présence de sulfhydrate d'ammoniaque déjà développé au sein des parties malades, et à la combinaison d'une partie du soufre de ce corps avec le métal. Lors donc que l'on a lieu de soupçonner une carie profonde, ou une décomposition putride de la vessie, des reins, de la prostate, de la matrice ou toute autre partie accessible à ce genre d'exploration, l'emploi des sondes d'argent est utile, comme je m'en suis assuré souvent, et surtout chez le général Bellangé, traité par le professeur Lallemand. Un pareil signe confirmera ce que tous les autres apprennent sur la haute gravité du mal.

Désirant apporter la plus grande précision dans le diagnostic des rétrécissements de l'urètre, Ducamp (1) imagina de porter contre ces obstacles une bougie flexible armée à son extrémité vésicale d'une composition emplastique propre à prendre et à conserver la disposition du diaphragme pathologique. A l'aide du *porte-empreinte*, ce célèbre médecin s'efforça de déterminer le lieu, l'étendue, la force, la forme du rétrécissement, afin de choisir les sondes dilatatoires ou caustiques d'après ces indications en apparence mathématiques. Malheureusement l'expérience apprend que ce moyen explorateur est loin de posséder la certitude promise par son inventeur; néanmoins il peut donner quelques éclaircissements en des cas fort douteux, et mérite alors d'être

_____

(1) Trait. des rétent. d'urines, et des moyens, etc.; 1825, fig.

employé. Les porte-empreintes sont encore appliqués à la détermination des formes et des dimensions des fistules vésico-vaginales, et de quelques autres trajets anormaux.

Lorsque l'on rencontre du pertuis fistuleux existant depuis plusieurs semaines sans que l'on puisse reconnaître directement à quelle altération il se rattache, on a recours alors à l'introduction de *l'éponge préparée* dans le trajet anormal dont l'ouverture est bientôt agrandie par l'augmentation de volume de l'éponge. Cette dilatation du pertuis permet l'introduction d'un stylet assez fort et l'exploration aisée du conduit, la constatation de l'état des tissus altérés, de la présence de corps étrangers, enfin des causes locales, de la persistance du mal.

Lorsqu'il s'agit de comparer des organes similaires, de s'assurer des changements de dimension éprouvés par l'un d'eux, il convient d'avoir recours à la *mensuration*. Cet examen est applicable à un grand nombre de cas. S'agit-il de constater les progrès de la diminution d'un épanchement pleurétique? l'auscultation, la percussion, sont parfois insuffisantes; la mesure de la moitié lésée de la poitrine est propre à lever tous les doutes à cet égard. Désire-t-on reconnaître l'affaissement forcé des côtes par la rétraction inodulaire dépendant d'une pleurésie chronique, si bien expliquée par le professeur Delpech? la mensuration est capable de fournir ces renseignements.

Vous savez tous les difficultés du diagnostic des altérations de la hanche, des fractures du col du fémur, de certaines déformations du bassin ou des membres inférieurs. On ne doit pas être surpris que, lorsqu'il s'agit de reconnaître un raccourcissement réel ou fictif de ces membres, une inclinaison relative ou absolue du bassin, le praticien ait recours à ce genre d'exploration. Et ne croyez pas que ce moyen de diagnostic soit bien facile à mettre en pratique : la contraction musculaire, la mauvaise situation du sujet, l'abaissement involontaire du bassin d'un côté, et plusieurs autres circonstances, sont susceptibles de jeter de l'incertitude sur les résultats de cette exploration ; aussi a-t-on proposé plusieurs procédés de mensuration fort bons en théorie, mais que le jugement de l'homme suffit pour suppléer avantageusement.

Les cas les plus ordinaires pour la mensuration, ce sont les viciations du bassin : l'importance de la connaissance des diamètres de l'excavation ou du grand bassin pour la parturition fait sentir les motifs de l'attention des praticiens sur un tel sujet. On peut étudier les dimensions pelviennes à la faveur d'instruments appliqués autour des diamètres et sur la peau, ou bien introduits dans les organes génitaux. Dans le premier but, on se sert du *compas* d'épaisseur de Baudelocque ou du *céphalomètre* de Stein (1), ou du mécomètre de Chaussier. Placées sur le premier tubercule du sacrum et sur la symphyse des pubis, les extrémités du pelvimètre donnent une étendue dont il faut soustraire l'épaisseur des chairs et des os sur lesquels l'instrument est placé. Un tel décompte est nécessaire quand on mesure les diamètres transverses et obliques.

Afin de donner des résultats plus précis, Coutouly (2) introduisit son pelvimètre dans le vagin, de manière à en faire porter les deux extrémités sur l'angle sacrovertébral et la symphyse pubienne. Dans le même but, et pour rendre l'application possible chez les vierges, Mme Boivin a vanté son *intro-pelvimètre* dont une des

(1) Art. d'accouch.; tom. II, planch. 12, fig. 2.
(2) Mémoir. sur div. sujets, 1807, pag. 113, planch. 5.

branches seulement est introduite dans le vagin et l'autre dans le rectum. L'instrument de Baudelocque d'une part, et ensuite l'introduction du doigt au sein des organes pelviens, nous paraissent mériter la préférence.

L'utilité de la vue pour la connaissance des altérations des organes situés profondément, a fait inventer plusieurs instruments qui, sous le nom de *dilatateurs* ou de *spéculums*, permettent d'agrandir les ouvertures, les conduits naturels, et de mettre à découvert les changements pathologiques éprouvés par les parties soustraites ordinairement aux recherches du médecin. Avant Ambroise Paré, on connaissait des moyens de cette espèce, composés de trois branches coniques rapprochées ou écartées par le jeu d'une vis. Abandonnés quelque temps après, à cause des préjugés qui s'attachèrent à tout ce qui avait rapport aux organes génitaux, les spéculums furent remis en vogue seulement au commencement de ce siècle. M. Récamier, un des premiers, vanta l'utilité de tels instruments, et fit construire un cylindre conique et de dimension correspondante à l'amplitude ordinaire du vagin. Le volume trop considérable de cet instrument conduisit Mme Boivin à proposer un spéculum à deux valves mobiles et montées sur deux branches à crémaillère susceptibles d'être enlevées ou replacées suivant les cas. Ces dilatateurs ont reçu plusieurs modifications par l'addition de deux valves ou un plus grand nombre, de la part de MM. Guillon et Rique.

« On peut, dans le même but, dit le professeur Dugès (1), se servir, comme nous l'avons fait, d'une moitié de l'instrument introduite seule, ou bien d'un spéculum simple,

---

(1) Trait. des malad. de l'utérus ; tom. I, pag. 71.

mais privé d'une portion de ses parois dans toute sa longueur, comme l'ont employé MM. Dubois et Lallemand
pour visiter et opérer les fistules urinaires. » Nous ne
parlerons pas ici du spéculum de cristal, vanté par M. Gui-
bert, ni du miroir concave dont M. Colombet s'est servi
pour projeter dans le canal vulvo-utérin la lumière ré-
fléchie d'une bougie, ni du miroir conique de M. Ségalas.
Ces prétendus perfectionnements sont justement tombés
dans l'oubli.

Le spéculum est, sans contredit, un moyen explorateur
spécial des organes génitaux de la femme : cependant
plusieurs autres instruments de cette espèce ont été proposés pour explorer le rectum, les fosses nasales, le conduit auriculeux et même la cavité buccale. Ces instruments
ont pour but, non-seulement de dilater les orifices et les
conduits naturels, mais encore d'en maintenir les parois
écartées pendant tout le temps nécessaire aux recherches
diagnostiques. Il faut toutefois l'avouer, ces moyens sont
peu employés, parce que leur application ne répond pas aux
promesses théoriques de leurs inventeurs, et que la vue
ou les doigts seuls donnent des résultats plus aisés et
tout aussi avantageux.

L'emploi des instruments explorateurs doit être dirigé
d'après certaines lois générales que le bon sens et l'expérience font apprécier facilement. Tout médecin est disposé à ne pas user de brusquerie ni de violence en de
semblables manœuvres ; et néanmoins il faut faire un précepte d'agir avec prudence et douceur, afin d'éviter des
irritations, des souffrances inutiles ou même des déchirures
dangereuses, car le défaut d'habitude, l'impatience naturelle de certains hommes ou leur force musculaire, les
portent trop souvent à manier les instruments explorateurs
avec précipitation et violence.

Une seconde règle à suivre, c'est de ne pas trop long-
temps prolonger cette sorte d'examen, de peur de fatiguer
ou irriter les organes déjà en proie à un travail pathologique. Ainsi l'introduction du cathéter dans la vessie
doit être prolongée le moins possible : nous avons vu
plusieurs médecins consacrer près d'un quart d'heure à
cette manœuvre, dans le but de faire entendre le choc de
la sonde contre la pierre par le malade, les aides, les
parents, etc. Une conséquence de ce précepte, c'est de
ne pas renouveler inutilement de pareils essais, et de ne
les faire qu'à des intervalles suffisamment éloignés quand
il devient indispensable de les répéter.

Les lois de l'optique sont mises à profit pour le diagnostic des maladies chirurgicales; nous avons déjà vu leur
application au diagnostic différentiel de la cataracte et de
l'amaurose ; la transparence a été invoquée pour reconnaître l'existence d'une poche séreuse. Les instruments
optiques sont encore mis à contribution dans le même
but ; les *miroirs* planes sont employés pour s'assurer de
la paralysie complète de la vision : on reçoit sur un de
ces instruments un faisceau de rayons solaires, et l'on en
dirige la réflexion sur l'œil amaurotique. Si l'action de cette
vive lumière ne produit aucun changement dans la pupille,
si la figure du malade exprime l'apathie complète, l'on
doit conclure que la vue est nulle. Cette notion est importante surtout quand on songe à pratiquer l'opération
de la cataracte chez un individu que l'on soupçonne d'être
atteint d'amaurose en même temps.

La *loupe* sert à grossir les objets ténus dont on désire
connaître la disposition. A la faveur de cet instrument,
Albinus dit, dans ses *annotations académiques*, avoir découvert de petits poils développés sur la caroncule lacrymale, et dont le contact permanent sur le globe oculaire

en déterminait la phlogose, dont rien ne pouvait triompher. C'est ainsi que M. J. Cloquet reconnut une paillette de fer au sein du même organe; M. Maunoir de Genève une barbe d'épi de blé plongée dans un liquide séreux; Raspail des entozoaires très-fins, etc.

Le *microscope* lui-même n'a pas été toujours inutile à la détermination de certains points obscurs du diagnostic : vous savez que Dupuytren (1) fut obligé d'avoir recours aux lumières du micrographe Bosc pour vérifier son opinion touchant l'animalité des grains synoviaux développés en certains ganglions du poignet. Si nous en croyons même les recherches récentes de Raspail (2), Dupuytren aurait sainement jugé de l'animalité de l'*hydatyde ovuligère*. Aux travaux remarquables du professeur Lallemand sur les pertes séminales (3), qu'a-t-on objecté de plus sérieux? c'est que le diagnostic de cette maladie était incertain, du moment que la présence du sperme au fond des urines n'avait pas été décidée au moyen du microscope. Le célèbre professeur de Montpellier sentit si bien la valeur de cet argument, qu'il se livra aussitôt à de longues recherches microscopiques sur les zoospermes pour confirmer ses travaux antérieurs, et établir le diagnostic complet des pertes séminales. C'est à ce genre d'investigation qu'Olivier d'Angers a eu recours pour distinguer le sperme du mucus, du lait et de plusieurs autres produits du même aspect. La distinction du pus, du mucus, du lait, de la salive, du sperme, etc., est de la plus haute importance pour le médecin-légiste, et nullement indifférente à la théorie de la puogénie. Que

---

(1) Leçons oral. clin. chir.
(2) Hist. nat. sant. malad.
(3) Pert. sém. invol. Montp., 1836.

de discussions sur le virus de la gale, le sarcopte acarien, la contagion de cette maladie ! le microscope a levé presque tous les doutes à ce sujet. Je ne vous parle pas de la pathogénie animée, renouvelée avec ardeur de nos jours par le célèbre Raspail; cette question nous éloignerait trop de notre sujet. Nous venons de terminer l'examen du second ordre de moyens de diagnostic; nous allons achever cette partie de la pathologie chirurgicale générale, en exposant les principales *expérimentations* tentées dans le même but.

Il ne s'agit pas ici d'essais aveugles et dangereux que l'ignorance opère parfois sur des malades, et qui sont permis seulement sur les quadrupèdes. L'homme est un être trop élevé, trop digne de considération, pour que l'on ait le droit de se livrer à rien de semblable à son égard. Il s'agit simplement de certaines tentatives en général innocentes, peu douloureuses, et cependant fort utiles parfois pour éclairer quelques points importants du diagnostic : telles sont la ponction exploratrice, les injections colorées, l'inoculation, les expériences chimiques faites en dehors du malade, et seulement sur ses produits pathologiques.

Il faut avoir bien présentes à l'esprit les nombreuses espèces de texture des tumeurs, et avoir essayé soi-même d'en étudier quelques-unes, pour être pénétré des difficultés d'en déterminer la composition diverse. Aussi a-t-on recours à mille recherches ingénieuses pour découvrir la vérité; parmi ces ressources se trouve la ponction. « L'idée d'explorer les tumeurs au moyen de l'aiguille à cataracte, dit le professeur Estor (1), a été

---

(1) Discours sur le diagn. chirurg. Montpell., 1833, pag. 41.

importée de l'Inde par M. Brossart , chirurgien de la
marine à Rochefort, et décorée par M. Kéraudren du
nom de méthode indienne. Mais cette méthode n'est pas
meilleure que les autres; les mouvements de circum-
duction que l'on imprime à l'aiguille , et à l'aide desquels
on prétend reconnaître que l'on est parvenu dans une
cavité, ne sont pas un signe positif, puisqu'ils ont lieu
également sans qu'on traverse, par exemple, une matière
encéphaloïde ramollie. D'ailleurs, si, d'une part, l'ouverture que l'on obtient est moins considérable, elle a ,
d'un autre côté, l'inconvénient de ne permettre l'issue
des liquides qu'autant qu'ils ont une grande ténuité : ainsi,
dans l'exploration d'un abcès froid, le moindre flocon
albumineux peut s'opposer à l'écoulement du pus. La
ponction avec la lancette, et surtout avec le trois-quarts
anglais de forme aplatie, nous paraît donc généralement
mériter la préférence. »

Néanmoins, l'un et l'autre de ces deux modes de ponction trouvent des applications journalières. L'ouverture
avec la lancette ou le bistouri étroit expose à des hémorrhagies incoercibles, s'il s'agit d'un anévrysme ou d'un
fongus hœmatode, tandis que la simple piqûre d'une aiguille suffit pour annoncer la présence exclusive du sang
dans la tumeur, sans provoquer ordinairement d'accidents graves. Si la ponction ainsi faite laisse échapper
seulement de la sérosité ou du pus, on peut alors recourir
à des instruments plus forts, afin de dissiper toute espèce
de doutes : le bistouri , la lancette ou le trois-quarts
anglais nous paraissent convenables, seulement quand on
n'a pas à craindre de tumeur vasculaire, ou bien que
l'on est décidé à employer promptement les ressources
les plus puissantes de la chirurgie contre ces dernières
altérations organiques.

Une ponction avec l'aiguille de Paré ne peut entraîner de conséquences sérieuses, et permet cependant d'éclairer le diagnostic des tumeurs les plus obscures : en plusieurs occasions, nous avons pu nous convaincre qu'une semblable tentative eût prévenu des erreurs graves. A cet égard, nous rappellerons le fait suivant : une jeune femme portait, au-devant des premiers cerceaux de la trachée, une tumeur arrondie, indolente, mais constituant une difformité qui avait nui aux projets de cette personne. Voulant, pour cette raison, se débarrasser de cette tumeur, cette femme entre à l'Hôtel-Dieu de Lyon, au mois d'Août 1840. Le chirurgien en chef fut incertain sur la nature du mal, crut enfin à un kyste, et ne songea point à s'éclairer au moyen d'une ponction exploratrice ; entraîné par les demandes réitérées de la malade, il se décida à pratiquer l'ablation de la tumeur. L'opération fut exécutée avec tout le soin nécessaire pour ne pas ouvrir la prétendue poche séreuse ; mais, au moment d'en attaquer la base, le chirurgien, voulant dissiper un reste d'incertitude, donna un coup de bistouri dans la tumeur. Aussitôt cent jets de sang artériel annoncèrent la disposition vasculaire du mal qui était le corps thyroïde lui-même ; heureusement on put mettre promptement fin à l'hémorrhagie à l'aide d'une forte ligature autour de la base de la glande ; on en acheva ensuite l'extirpation : la cicatrisation s'opéra en peu de temps, et cette femme quitta l'Hôtel-Dieu, guérie, par une méprise, d'une maladie ordinairement considérée comme au-dessus des ressources de l'art. En pareil cas, une simple ponction avec l'aiguille eût décidé la question, et prévenu les dangers auxquels cette femme fut exposée.

Un second genre d'expérimentation propre à éclairer le diagnostic en chirurgie, c'est l'emploi des *injections* avec des liquides diversement colorés. Lorsqu'une fistule anale est très-sinueuse, et que son ouverture interne est très-élevée, fort étroite, ou même le sujet de doute, l'exploration avec le stylet et le doigt ne peut dissiper l'obscurité du diagnostic. Aussi l'existence de certaines espèces de ces fistules a-t-elle été rejetée par le célèbre Foubert (1), par Sabatier (2), le baron Larrey (3) et plusieurs autres praticiens recommandables. L'absence admise d'orifice interne a été considérée par ces auteurs comme le résultat d'une erreur ou du défaut d'habileté de la part du médecin. Afin de fixer le jugement du chirurgien en pareilles circonstances, on a recours parfois aux injections d'eau teinte de garance, d'encre, de vin, de tournesol, poussées, soit par l'orifice cutané de la fistule, soit dans la cavité du rectum. Si l'épreuve est faite convenablement, il ne saurait plus rester de doutes sur l'existence d'une fistule complète ou incomplète. Les recherches de ce genre ont mis hors de toute contestation l'existence des fistules complètes ou incomplètes, internes ou externes.

S'agit-il encore de constater une perforation de la cloison vésico-vaginale, vagino-rectale ou vésico-rectale? parfois cette communication morbide a lieu par un simple pertuis que le doigt et l'œil ne peuvent reconnaître d'une manière satisfaisante. Quand la guérison paraît achevée, il convient toujours d'en acquérir la certitude. En tous ces cas, les injections colorées, poussées dans la vessie, tandis que l'observateur examine le vagin, sont seules capables de lever tous les doutes à cet égard. Parfois un

---

(1) Mém. Acad. chir.; tom. II. pag. 432.
(2) Méd. opér.; tom. II, pag. 322.
(3) Cliniq. chirurg.; tom. III, pag. 98.

point du tube intestinal adhère et communique avec la vessie ou le vagin, comme dans le fait remarquable publié récemment par le docteur Barbier (1). Il est utile de s'assurer de la portion du tube digestif qui déverse les matières dans les viscères pelviens : alors un lavement d'eau colorée pourra parvenir dans ces derniers organes, si l'une des portions du gros intestin a contracté de semblables rapports.

Nous arrivons à un autre genre d'expérimentation qui ne paraît pas, à plusieurs médecins, aussi innocent que les précédents : je veux parler de l'*inoculation*. Quand on se rappelle les discussions animées et infinies contre l'inoculation de la variole, défendue par notre Bordeu, et le professeur Fouquet, contre celle de la vaccine, doit-on s'étonner des critiques de nos jours, touchant l'inoculation expérimentale de la matière syphilitique, des produits morbides du choléra-morbus, de la peste, de la fièvre jaune et de toutes les maladies dont le caractère contagieux est un sujet de controverse ? Ce genre d'exploration, vanté par Bru, Fabre (2) et Hunter, a été renouvelé de nos jours par M. Ricord, le professeur Serre (3) et nous-même (4). Nous ne craignons pas d'y ajouter une grande confiance pour déterminer la nature virulente d'un ulcère primitif dont l'aspect laisse le jugement du praticien en suspens. Employé convenablement, ce moyen de diagnostic est propre à lever tous les doutes sur la nature syphilitique ou purement inflammatoire de la plupart des symptômes provenant d'un coït récent, et partant il est capable d'as-

---

(1) Obs. fist. vésic. intestin. Montpellier, 1843.
(2) Trait. mal. vénér., 4me édit., 1795.
(3) Gaz. méd. Paris, 1837, tom. V.
(4) *Ibidem*.

surer les véritables indications thérapeutiques, sans aggraver l'état du malade, comme on l'a prétendu. Quoique nécessaire pour établir convenablement un tel précepte, l'examen d'une semblable question nous entraînerait trop loin de notre sujet principal. Hâtons-nous de terminer ce que nous avons à dire touchant les expérimentations, par quelques mots sur l'emploi des *réactifs chimiques*.

Nous l'avons déjà dit; il est parfois incertain de savoir si les urines contiennent du pus ou du mucus; et cependant cette notion est importante pour connaître l'état sain ou malade des organes urinaires chez les calculeux que l'on se propose d'opérer bientôt. L'usage des réactifs chimiques suffit pour lever les doutes à cet égard; un peu d'acide sulfurique versé dans l'urine y développe une teinte rosée lorsque du pus s'y trouve même en faible quantité. S'agit-il de constater l'existence du sucre dans les urines, de l'albumine? les mêmes réactifs mènent à des notions tout aussi satisfaisantes. N'exagérons pas toutefois l'importance accordée à ces ressources diagnostiques par certains écrivains; elles ont une faible influence, en général, sur la véritable connaissance de l'état morbide, puisqu'elles s'adressent à un seul symptôme qui peut exister ou manquer avec le même état pathologique. Telles sont les principales questions que soulève le diagnostic en chirurgie; il exige les connaissances les plus étendues dans toutes les sciences, mais surtout dans la médecine clinique; il demande un jugement sévère et la philosophie dont le Vieillard de Cos nous a donné les immortels préceptes.

CHAPITRE SEPTIÈME.

DE LA SÉMÉIOTIQUE EN CHIRURGIE.

Découvrir ce qui est déjà passé et ce qui existe actuellement dans les maladies ; prévoir ce qui adviendra, tel est l'objet de la séméiotique. Ce triple point de vue embrasse presque toutes les questions principales de la pathologie ; car savoir comment les maladies sont arrivées et se sont développées, savoir leur état présent, savoir enfin leur perturbation imminente et leur terminaison probable, c'est posséder l'étiologie, le diagnostic et le pronostic. Ces notions s'acquièrent par une méditation profonde et soutenue sur les circonstances et les caractères divers des états morbides ; elles demandent des connaissances vastes, une expérience longue et sûre, enfin un jugement solide et sage. On ne doit donc pas s'étonner de voir les hommes les plus célèbres, les médecins le plus justement estimés, s'attacher avec prédilection à cette étude de la science des maladies. L'École de Cos s'est toujours distinguée de celle de Gnide par cet amour de la séméiotique ; et tandis que celle-ci consacrait ses peines à la recherche des altérations organiques et des espèces locales de maladies, les Asclépiades s'appliquaient à interpréter les symptômes, à interroger le passé, à pressentir le futur : de là sont sorties ces sublimes conceptions qui forment le caractère et la gloire de l'immortelle doctrine : les pronotions, les pronostics, les aphorismes.

Le but de la séméiotique en montre suffisamment l'importance ; elle est propre à imprimer un caractère élevé à la science, et à donner au médecin une grande valeur auprès du vulgaire et lui attirer la plus grande confiance de la part des malades. Quoi de plus propre à donner une haute idée de l'art; que les résultats de ces conceptions qui, aux yeux des gens les plus sensés, doivent avoir les apparences de la divination ou de la prescience ! Quoi de plus capable d'inspirer une confiance profonde et une soumission aveugle aux malades, que la réalisation de ce qui a été déjà annoncé ! Mais si de telles appréciations procurent des résultats aussi brillants, elles sont semées d'écueils nombreux, de difficultés considérables dont les plus grands praticiens peuvent seuls triompher habituellement. Aussi la séméiotique n'est pas ordinairement le partage des hommes adonnés à l'observation des détails pathologiques, mais à ceux qui savent aborder les hautes questions de notre art, saisir les grandes analogies des maladies, et appliquer avec sagacité les maximes de la science antique.

Bien que la pathologie chirurgicale ne paraisse pas, à beaucoup de médecins, demander l'application ordinaire des lois de la séméiotique, on ne saurait douter de l'utilité et de la nécessité d'une semblable étude en chirurgie, maintenant surtout que nous avons amplement démontré l'unité de la science médicale.

Toutefois l'application des maximes de la séméiotique est communément plus facile dans les maladies chirurgicales que dans les lésions médicales : les motifs du jugement du médecin se retirent plus souvent de la considération des lésions cachées et purement dynamiques, tandis que ceux du chirurgien ressortent plus fréquemment de l'examen des désordres anatomiques. Ainsi la connaissance de l'organe blessé par un projectile, l'étendue matérielle des dégradations, la nature et le siége des altérations organiques, sont, en bien des cas, les fondements du jugement du médecin opérant, tandis que ces bases manquent ou ont peu de valeur dans les états morbides réputés médicaux. Lorsque l'aorte est atteinte d'une blessure ou d'une dégradation pathologique profonde, l'homme de l'art, d'après l'importance de l'organe et les caractères anatomiques des désordres, prévoit la marche fâcheuse du mal et sa terminaison défavorable. Quand il y a trouble de la circulation, des mouvements du cœur, des fonctions de l'encéphale, des poumons ou de l'estomac, le médecin apprécie la gravité et les conséquences de ces lésions, surtout d'après la nature et les affections dynamiques qui déterminent ces désordres pathologiques.

Tout dans ce qui entoure les malades ou dans ce qui les constitue pouvant devenir signe morbide, on comprend que nous aurions à revenir sur ce que nous avons déjà exposé touchant l'étiologie, la symptomatologie et le diagnostic. Afin d'éviter de telles répétitions, nous nous sommes précédemment occupé des questions les plus afférentes à chacune de ces parties de la pathologie chirurgicale générale, réservant pour ce moment plusieurs autres sujets mieux placés ici. D'après ce que nous venons de dire, la séméiotique s'occupe des signes de l'état antécédent ou *anamnestiques*, des signes de l'état actuel ou *diagnostiques*, et des signes de l'état futur ou *pronostiques*.

La connaissance de ce qui a précédé est toujours d'une grande utilité; mais parfois elle constitue le principal caractère propre à éclairer le problème pathologique. La distinction de la fracture du col de l'humérus et de la luxation du même os est souvent difficile à établir, soit à cause du peu de déplacement des surfaces, soit par le volume des parties molles ambiantes, ou enfin par l'effet de l'engorgement pathologique des tissus qui masquent les saillies osseuses propres à rendre le diagnostic plus aisé. Ces causes d'incertitude sont les plus ordinaires, et celles qui ont parfois induit en erreur les plus

habiles praticiens, comme j'ai eu occasion de le reconnaître, surtout dans la circonstance suivante. Un homme
des plus vigoureux, et chargé de beaucoup d'embonpoint,
fit une chute sur tout le côté gauche du corps, et éprouva
aussitôt une grande douleur et une gêne extrême au bras
correspondant. Soumis aux soins de plusieurs médecins
de Lyon, il subit différentes manœuvres, supporta divers
appareils, les uns en vue d'une luxation, les autres dans
l'idée d'une fracture, d'autres enfin dans la supposition
d'une simple contusion de l'articulation et des muscles de
l'épaule. Ne retirant aucune amélioration de tous ces
essais, cet homme entra à l'Hôtel-Dieu de Lyon, au mois
d'Août 1840 ; là il fut l'objet de la plus sérieuse attention
de la part de tous les chefs de service, et fut le sujet de
plusieurs tentatives dirigées d'après un jugement fort
incertain. Ce qui contrariait le plus le diagnostic, c'était
le volume énorme des chairs de l'épaule, qui ne per-
mettait de sentir aucune saillie osseuse ; le manque de
renseignements de la part du malade, qui avait perdu
connaissance au moment de l'accident ; enfin, l'ancienneté
du mal qui ne laissait plus reconnaître au membre supérieur le point sur lequel la chute avait porté. Aussi,
malgré les lumières des praticiens les plus remarquables
de Lyon, cet homme quitta l'Hôtel-Dieu, sans que sa
maladie fût complètement reconnue.

Afin de dissiper de pareilles incertitudes, Dupuytren
conseille de consulter surtout les signes anamnestiques,
et de s'informer de la manière dont la chute avait eu lieu,
et sur quelle partie du membre thoracique le corps avait
porté. Si le coup a été reçu directement par l'épaule, il
est presque certain qu'il s'agit d'une fracture du col
huméral ; si la chute s'est faite sur le coude ou le poignet,
la luxation de l'humérus est au contraire très-probable.

En certains cas, la considération de la profession du sujet devient un signe à peu près assuré de l'espèce de maladie à laquelle on a affaire. On soumet à votre observation un individu profondément abattu, ayant une paralysie des membres inférieurs et des coliques violentes; est-ce une inflammation de la moelle ou des méninges rachidiennes; une blessure des nerfs de la queue de cheval, une altération organique de l'encéphale, une passion iliaque? La connaissance du métier de peintre ou de broyeur de couleurs qu'exerce le sujet vous dévoile la nature du mal : c'est une colique de plomb, une lésion dynamique déterminée par les émanations de litharge. En 1839, je reçus, à l'Hôtel-Dieu Saint-Éloi, un corroyeur venant de Bédarieux, pour se faire guérir d'un bouton manifesté à la tempe gauche : c'était une pustule maligne, traitée immédiatement par l'incision et la cautérisation. Au même instant vient auprès de cet individu un autre homme, entré à l'hôpital pour la fièvre intermittente, et portant en même temps son avant-bras droit en écharpe : lui demandant le motif de sa présence dans la salle des blessés, il m'apprend qu'il vient voir son camarade; j'examinai son avant-bras, où, disait-il, il avait un petit bouton commençant. Guidé surtout par le métier de corroyeur qu'exerçait le nouvel individu, je n'eus pas de peine à reconnaître une autre pustule maligne qui fut traitée comme la précédente, et se termina tout aussi heureusement.

Parmi les circonstances anamnestiques, l'examen du pays habité par les personnes qui viennent réclamer les soins du médecin fournit parfois un signe fort utile à la connaissance des maladies. Il existe, on le sait, un certain nombre de lésions pathologiques dont la source principale se trouve dans l'ensemble des conditions atmosphériques et terrestres d'un pays ou d'une localité. L'*endémicité* est un signe souvent assez caractéristique de plusieurs états morbides, pour que, cette condition étant connue, on puisse annoncer l'apparition très-probable d'une maladie à peine commencée. Ici c'est une ophthalmie débutant chez des habitants de l'Égypte qu'ils viennent de quitter depuis peu ; là c'est un cordon sinueux sous-cutané apparaissant sur un sujet sortant à peine des environs de Médine. Tantôt c'est une espèce de pustule multiple et noirâtre observée dans la contrée d'Alep ; tantôt c'est une altération squameuse et très-grave développée chez les habitants de l'Asie ; et la connaissance des pays où le mal a pris son germe vous fait penser avec raison qu'il va se montrer une ophthalmie purulente ou contagieuse, la filaire, le bouton d'Alep, ou la lèpre, etc. Ainsi, dans les environs de Montpellier, à Vendémian surtout, l'héméralopie est endémique ; dans les vallées des Alpes, c'est le goître et le crétinisme, etc.

Après tout ce que nous avons dit touchant l'influence que la connaissance des causes déterminantes a sur le diagnostic des maladies, nous ne pouvons revenir ici sur ce même sujet sans nous engager en des répétitions inutiles. Une altération organique quelconque, carie, tumeur blanche, pustules, ulcères, exostoses, périostoses, dartres, teignes, ophthalmies, céphalalgies, blennorrhées, sera connue promptement dans ce qu'elle a de principal pour le diagnostic et le traitement, dès que le virus syphilitique aura été dévoilé comme la cause pathologique. Je vous ai rappelé l'histoire d'une jeune fille dont l'arthropathie ne put être bien appréciée que par la manière dont le mal avait commencé ; j'ai signalé encore l'hérédité comme la source de signes précieux. Les altérations goutteuses, rhumatismales, scrofuleuses,

cancéreuses, etc., restent souvent obscures si la cause
déterminante n'est pas appréciée.

L'état actuel du malade est la source de nombreux
signes diagnostiques : de là se retirent les symptômes dits
pathognomoniques; la crépitation, les bruits artériels, la
déformation des membres, la suspension des fonctions,
les signes de la présence des corps étrangers, l'aspect
caractéristique des ulcères, des taches, des engorgements
divers, enfin la plupart des symptômes parfois suffisants
pour découvrir la nature du mal et de tout l'état morbide.
Nous nous en sommes précédemment occupé à propos
du diagnostic où nous avons exposé les sources, les
méthodes et les moyens propres à la connaissance des
maladies chirurgicales : nous allons cependant ajouter
quelque chose à ce que nous avons dit plus haut.

Certains troubles des fonctions deviennent des signes de
la plus haute valeur pour reconnaître le mal imminent ou les
dégradations anatomiques déjà opérées; la voix croupale
est généralement regardée comme caractéristique du croup;
la suppression des menstrues, chez une femme jeune et
bien portante, est considérée comme signe probable de
grossesse; le bruit de râpe permanent annonce communément un resserrement des orifices du cœur gauche, etc.
Certains vices de conformation sont des indices de difformités profondes : ainsi la saillie prononcée des genoux
en dedans, chez la femme, annonce, en général, un écartement considérable des cavités cotyloïdes et l'ampleur
du bassin; tandis que la direction parfaitement rectiligne
se lie aux resserrements des articulations ilio-fémorales
et des diamètres pelviens. De même la claudication ou
les gibbosités sont des signes à peu près certains d'an-
gustie pelvienne : aussi le célèbre accoucheur Peu ne

voulut-il pas épouser une femme boiteuse, persuadé que
la parturition serait fort dangereuse chez elle.

Il faut souvent interroger le passé pour bien apprécier
la valeur de certains symptômes actuels qui paraissent
avoir par eux seuls une expression bien différente qu'ils
ne possèdent en réalité. Les fourmillements, les épistaxis,
les métrorrhagies abondantes, les douleurs vives, et une
foule d'autres symptômes, peuvent avoir une importance
cachée variable suivant les désordres pathologiques
qui les ont déterminés. Un homme de 35 ans fit une
chute dans Paris, se fractura le crâne et les deux
membres gauches, et fut apporté à la Charité au mois
de Septembre 1844. Des appareils ordinaires sont placés
autour des os brisés, et, quelques jours après, on déclare ses membres paralysés. Je ne pus reconnaître un
semblable symptôme, et je ne trouvai pas étrange que le
malade ne pût pas remuer les membres atteints d'une
double fracture et environnés de bandages pesants. Du
délire, des convulsions survinrent bientôt, et cet homme
succomba. L'autopsie ne justifia point le diagnostic de
l'hémiplégie supposée : peut-être ce fait sera-t-il publié
comme de l'ordre de ceux qui, en fort petit nombre,
se lient aux paralysies sans altérations encéphaliques !

L'examen des lésions laissées par les maladies fournit
des signes parfois de la plus grande utilité, surtout pour
le médecin légiste : l'étude des cicatrices diverses, des
taches congéniales ou accidentelles de la peau, de la
déformation des parties ou de la gêne des fonctions.
Baronet revient, après vingt ans d'absence, réclamer
une portion de l'héritage de ses parents ; mais sa sœur
déclare que ce n'est pas là son frère, mais le fils d'un
nommé Babillot. S'enquérant des antécédents, des renseignements fournis par les habitants du village, enfin de

l'examen de l'individu qui se présentait pour le véritable héritier, le célèbre Louis répond que Babillot devait avoir des cicatrices scrofuleuses au cou, et Baronet une cicatrice linéaire au front, suite d'un coup de pierre : l'identité est ainsi établie, et Baronet, déchargé de toute accusation, fut reconnu pour tel qu'il se disait (1).

L'existence d'induration, de ramollissement, d'augmentation de substance ou de volume, n'est pas un signe d'un travail phlegmasique, comme tous les disciples de Broussais l'ont avancé. Dans l'état hygide, les muscles et tous les organes augmentent ou diminuent de résistance et de volume, suivant la fréquence et l'énergie de leurs fonctions. On peut même avancer comme loi physiologique et pathologique, que toute partie soumise à un travail extraordinaire ou plus faible, augmente ou diminue de résistance et de volume. Tous les jours on voit les imprimeurs, les forgerons, les serruriers, etc., qui exercent beaucoup leurs membres thoraciques, présenter bientôt une augmentation sensible de toutes les parties de ces membres. De même les danseurs de profession ont bientôt leurs mollets très-forts. Les hommes de cabinet offrent communément des membres avec de faibles dimensions, tandis que la tête acquiert une prédominance marquée.

Sous l'influence des efforts considérables que le cœur est obligé de faire lorsque les orifices auriculo-ventriculaires se rétrécissent, les parois charnues de cet organe prennent une augmentation de consistance et de grosseur, et donnent lieu à l'hypertrophie de ce viscère faussement considérée comme un effet de la phlogose. L'épaississement des parois des tumeurs anévrysmales est le résultat sur-

---

(1) Causes célèbres, vol. XXVI, cause 256.

tout de cette exagération de fonction d'une partie altérée. Ainsi les os au-devant desquels existent des plaies fort anciennes présentent enfin un accroissement de substance sans dégradation bien tranchée de la trame normale du tissu ; ainsi le périoste s'épaissit en sécrétant une matière plastique aux mêmes lieux et sous l'influence du travail physiologique que ces plaies habituelles entretiennent pendant dix ou vingt ans et plus. Pour apprécier à leur véritable valeur ces indurations, ces hypertrophies, il faut interpréter les maladies antérieures, la marche du mal, l'état de l'économie entière, et l'on ne tarde pas à se convaincre que ces changements anatomiques peuvent être les signes d'affections très-diverses.

Dans tout ce que nous venons d'exposer, nous avons parlé principalement des *signes sensibles* ou fournis par des désordres appréciables à l'aide des sens, et dont l'expression réelle se lie immédiatement à ce que la vue, le toucher ou l'ouïe apprennent. Il en est d'autres qui demandent une interprétation plus longue, souvent plus difficile, et que le toucher surtout ne saurait nous apprendre : ce sont les *signes rationnels*, c'est-à-dire dont la valeur exige une réflexion prolongée. Ceux-ci demandent, comme la plupart des symptômes, à être rassemblés pour présenter une manifestation décisive, ou du moins d'un grand poids dans la connaissance de ce qui est ou de ce qui sera. « Je comparerai volontiers, dit Double (1), les effets isolés d'une maladie, les symptômes qui la constituent, tels que tout le monde peut les saisir et les apercevoir, avec les lettres de l'alphabet placées sous les yeux d'un homme qui les voit sans les assembler : jusque-là,

---

(1) Séméiotique générale, t. I, p. 170.

elles n'ont aucune valeur, aucune signification. Mais lorsqu'on les assemble, lorsqu'on combine les voyelles avec
les consonnes, on forme les syllabes dont la réunion elle-
même constitue les mots, tout comme l'assemblage des
mots, sous une certaine construction, forme des phrases,
des discours. Il en est de même des symptômes : ce n'est
qu'en les rapprochant, en les combinant de diverses
manières, que l'on parvient à en déduire des signes propres eux-mêmes à nous dévoiler la nature de la maladie,
les dangers auxquels elle est liée et les espérances qu'elle
permet de concevoir. »

Le pronostic tire les motifs de ses prévisions de tout
ce qui existe en dehors et au dedans du sujet : ce que
nous venons d'exposer touchant les antécédents et les
symptômes actuels est donc un motif du jugement clinique
de l'avenir des états morbides. Toutefois l'état présent
des individus affectés de lésions pathologiques est la
source principale des signes pronostiques ; mais, parmi
les symptômes existants, certains servent spécialement
à caractériser la maladie et à démontrer sa nature,
tandis que d'autres ne forment pas de symptômes pathognomoniques, se lient même indirectement au tableau
diagnostique du mal, se développent souvent assez long-
temps après que tous les phénomènes morbides propres à
l'état pathologique se sont complétés, et indiquent surtout
la tendance ultérieure du mal, les dangers imminents,
le mode de terminaison le plus probable : ce sont là des
signes qui méritent maintenant d'attirer notre attention.

Et d'abord, *les forces* du sujet fournissent des signes
très-précieux qui ne servent point à déterminer la nature
ni l'espèce de maladie, mais bien les chances heureuses
ou malheureuses, les espérances ou les craintes à concevoir pour la vie ou la santé des individus. On ne doit

pas juger des forces réelles de l'individu par l'apparence, la dimension des parties du corps ou par le volume des muscles. Ce ne sont pas, en effet, les hommes de haute taille qui ont le plus d'énergie vitale : les anciens avaient remarqué que les athlètes possédaient peu de résistance dynamique et perdaient leurs forces par la moindre maladie. C'est ce que l'observation confirme de nos jours pour les forts de la halle et les travailleurs des champs. Aussi les habitants du Nord, avec les formes gigantesques, ne sont pas les plus robustes habitants de l'Europe, mais bien les enfants des climats tempérés (1). La véritable puissance résulte, selon le professeur F. Bérard, de l'harmonie des fonctions et des organes, non de leur masse ni de leur grandeur.

C'est donc de l'étude de l'homme sain ou malade, de ses antécédents, de ses fonctions, de ses maladies, que l'on retire la connaissance de ses forces. Il ne faut pas confondre, dit avec juste raison l'illustre professeur Barthez (2), *les forces radicales* avec *les forces agissantes*, ou l'énergie réelle de l'énergie apparente. C'est pour n'avoir pas tenu un compte suffisant de cette distinction importante que l'on a souvent considéré beaucoup de maladies comme sthéniques ou inflammatoires, tandis qu'elles n'avaient de l'excitation que la forme. Sans cette remarque profonde et judicieuse, il n'est pas de maladies que l'on ne puisse appeler inflammatoires ou par excès de forces, si on les observe pendant certains moments de leur cours. Ainsi les abcès scrofuleux ont été rattachés à la phlogose, la carie a été aussi attribuée à la même

---

(1) Martin, essai de dynamique vitale. Montpellier, 1818, p. 25.
(2) Nouv. élém. scienc. homme. Montpellier, 1806, t. II.

cause ; les tumeurs blanches, les indurations, les ramol-
lissements, les gangrènes et presque toutes les lésions
spontanées, ont été rangées dans la même catégorie.

Si l'on étudie la manière dont les états morbides dé-
butent, leur marche, leurs principaux symptômes et les
forces du sujet, on ne peut s'empêcher de reconnaître
dans les altérations dont nous venons de parler, ainsi
que dans un grand nombre d'autres, les effets d'affections
spéciales liées à une faiblesse réelle de l'économie vivante. L'examen du pouls, de la température, de la position du corps, de la marche du mal et de toutes les
circonstances antérieures ou actuelles, l'examen de toutes
ces conditions non isolées mais prises dans leur ensemble
et la considération de leur harmonie, permet d'apprécier
si la manifestation des forces résulte d'un fond d'énergie
ou d'une excitation passagère et trompeuse.

En bien des cas, des personnes offrent un aspect
abattu, un affaissement général, et paraissent avoir
perdu leurs forces, cependant il existe parfois, entre ces
phénomènes adynamiques et le volume de l'organisme, un
désaccord frappant. Pour apprécier alors si les forces
existent réellement ou si elles sont épuisées, ou, suivant
le langage de Barthez, s'il y a *oppression* ou *résolution* des
forces, il faut interroger toutes les fonctions, rechercher
leur harmonie ou leur discordance, remonter à l'origine
du mal, à sa nature, à la rapidité de son apparition, au
genre de vie du sujet, pour faire cette distinction
capitale.

Souvent, en effet, le traumatisme a plongé un homme
robuste dans un collapsus profond où les forces sont
momentanément masquées, opprimées ; mais elles se mani-
festeront bientôt avec une dangereuse intensité dès que
la réaction spontanée ou provoquée aura dissipé cette

stupeur générale. En d'autres cas, l'âge avancé de l'individu, la faiblesse native ou acquise de sa constitution, vous
apprennent que l'adynamie dans laquelle la phlogose, la
suppuration ou tout autre travail pathologique ont plongé
le sujet, est radicale, et qu'il y a résolution des forces. Le
pronostic est beaucoup moins grave dans le premier cas
que dans le second. Survient-il chez celui-ci un état
fébrile, en apparence inflammatoire? gardez-vous de recourir à des émissions sanguines, car la débilitation serait
promptement fatale. Cette même fièvre se développe-t-elle
chez celui-là? les saignées générales auront généralement
un résultat favorable. Dans les cas où les forces sont
opprimées seulement, l'administration des médicaments
appelés contro-stimulants sera souvent avantageuse; elle
serait, au contraire, mortelle s'il y avait résolution des
forces. On rencontre, il est vrai, des circonstances où une
pareille distinction clinique est fort difficile : alors on tâte
l'économie du sujet par des remèdes excitants d'abord, puis
d'affaiblissants, *per juvantia et lœdentia*, et cet emploi pru-
dent et alternatif des toniques et des débilitants conduit
à l'appréciation de l'énergie vitale. Enfin, pour juger
sainement de l'état des forces d'un malade, dit le professeur Ch. Leroy (1), on doit considérer avec attention
quelles sont les attitudes qu'il prend et qu'il peut soutenir.

La physionomie est la source de signes souvent très-
prononcés pour la connaissance de l'avenir des malades :
les affections physiologiques se peignent ordinairement
sur la face, et des désordres fonctionnels ou organiques
apportent dans le visage des changements non moins fré-

_____

(1) Du pronostic dans les mal. aiguës. Montpellier, 1776, p. 12.

quents. Tout le monde sait que les lésions graves de l'économie se manifestent par l'altération profonde des traits. « Avec la face défigurée, dit le divin Vieillard (1), on a les yeux creux, le nez pointu, les tempes rétrécies, les oreilles froides et contractées, la peau sèche, la couleur verdâtre ou noirâtre, les paupières livides, ou les lèvres ou les narines, la mort est proche. » Lorsque le visage se colore, qu'il survient des sueurs sans fièvre, il faut craindre une altération de l'abdomen. C'est un signe défavorable quand les traits se resserrent ou se rapprochent de la ligne médiane; c'est, au contraire, d'un bon augure lorsque les traits s'éloignent ou s'épanouissent. L'on a dit que le *rire sardonique* annonçait une lésion du diaphragme et un grand danger.

A la suite des fractures ou des blessures diverses et considérables, il survient parfois du *délire* appelé nerveux; en général, ce phénomène morbide est d'un fâcheux augure; et malgré l'emploi de l'opium à haute dose, selon les conseils de Dupuytren, ou les opérations majeures que ces blessures peuvent réclamer, les suites en sont presque toujours funestes. Un individu fait une chute dans laquelle il éprouve une fracture de la jambe gauche; apporté à l'hôpital St-Éloi, il est bientôt en proie à un délire furieux; il s'agite, se lève de son lit, s'appuie violemment sur le membre blessé. Vainement on a recours immédiatement à de fortes doses d'opium, et enfin à l'amputation de la cuisse; cet homme tombe bientôt dans un affaissement nerveux terminé par la mort deux jours après. Quelle que soit, du reste, la maladie qui soit compliquée de délire et de convulsions, le

(1) *Pronost. coaq.*, liv. II, sect. 3.

médecin doit en augurer fort mal. « Lorsque le délire, dit le professeur Ch. Leroy (1), est compliqué de mouvements convulsifs, soit dans les poignets, ou dans les yeux, ou dans les muscles de la face, dans ceux du cou ou de la tête, il est mortel. »

Si les *convulsions*, les spasmes, surviennent après une blessure, une opération chirurgicale ou une altération spontanée, craignez un fâcheux résultat. Ainsi le tétanos qui s'ajoute aux plaies diverses, aux solutions de continuité opérées par le médecin, constitue une complication des plus graves, et ordinairement un signe d'une mort prochaine. Le débridement des tissus atteints par les projectiles ou par les armes blanches, l'amputation des membres préconisée par le baron Larrey, n'ont pu communément détourner la marche fatale de la maladie.

Les *spasmes* accompagnés de sueurs froides et de syncope annoncent fréquemment une hémorrhagie interne au-dessus des ressources de l'art; en même temps la face offre une pâleur terreuse, la langue est immobile, tremblante et froide, et le *pouls* s'efface de plus en plus sous le doigt explorateur. Le pouls devient par lui-même parfois un signe d'un danger imminent ou d'un état grave de l'économie. Le médecin opérant doit surtout remarquer certaines modifications de l'ondée artérielle, parce qu'elles annoncent des lésions souvent confiées à ses soins. Lorsque les battements de la radiale sont redoublés, qu'en un temps on a deux pulsations séparées par un intervalle ordinaire, il faut présager une hémorrhagie prochaine et souvent interne. Le pouls *dicrote* ou bi-pulsant est un signe assez constant de cette espèce d'accident.

---

(1) Pronostic dans les mal. aiguës, p. 38.

Mais à ce caractère se lient habituellement les autres changements désignés précédemment et qui semblent menacer,
l'individu d'une syncope profonde : cet ensemble de
symptômes constitue le *molimen* hémorrhagique. Le pouls
dirige aussi le chirurgien quand il s'agit de savoir s'il
y a oppression ou résolution des forces : lors même
que l'artère est filiforme, si l'ensemble de l'économie
semble indiquer les déplétions sanguines, il doit ouvrir
la veine, laisser couler le sang en explorant l'artère radiale;
si celle-ci s'emplit à mesure que la saignée continue, il
faut tirer davantage de sang; on doit, au contraire,
en suspendre l'écoulement si la petitesse du pouls
augmente.

La liberté ou la gêne de la respiration méritent l'attention du praticien en bien des cas d'altérations profondes
et anciennes qui réclament les ressources opératoires. Un
individu porte un sarcocèle, et en demande l'ablation :
le médecin doit examiner toutes les fonctions, toutes les
cavités, ausculter la poitrine. Mais, lors même que le
stéthoscope ne lui donnerait aucun signe de la présence
de tumeurs squirrheuses au sein du thorax ou des poumons, la gêne continue de la respiration et la physionomie
du malade doivent lui faire admettre l'existence de semblables altérations, contre-indiquer toute opération, et
porter un fâcheux pronostic. Ce jugement défavorable est
encore inspiré par la dyspnée survenant après les opérations déjà pratiquées pour des tumeurs blanches, des
masses cancéreuses, ou faites sur le cou. En ce dernier
cas, elles annoncent souvent une lésion des nerfs phré-
nique, pneumogastrique ou mammaire externe. Le célèbre
Delpech eut une occasion malheureuse de constater l'exactitude de cette remarque chez un jeune homme auquel
il venait de pratiquer la ligature des deux carotides pour

un fongus hœmatode de la face. La dyspnée, survenue peu
d'heures après l'opération, fit penser qu'un nerf vague
avait été compris dans la ligature, et que la mort ne
tarderait pas : jugement trop tôt vérifié.

Lorsque les maladies durent long-temps, qu'elles se lient
à une grande faiblesse des individus ou à la nature maligne des affections morbides, il se développe fréquemment de la gangrène aux points sur lesquels le corps
s'appuie habituellement. La production des escarres au
sacrum, aux trochanters, aux talons, apporte une aggra-
vation du mal, et annonce, en bien des cas, une terminaison fâcheuse. Quoique Quesnay et Boucher de Lille
aient cité des exemples où la gangrène avait été critique
et avantageuse, néanmoins cette altération organique doit
ordinairement inspirer un surcroît de crainte sur le sort
des malades.

Lorsque, dans une révolution interne et profonde, on
voit la suppuration des moignons, des plaies, des ulcères ou
des exutoires habituels diminuer ou se supprimer soudaine-
ment, portez un pronostic défavorable, car tout travail vital
n'est pas troublé brusquement sans que l'état de l'économie ne devienne fâcheux. Aussi, dans le cours des
maladies, doit-on s'efforcer de favoriser les sécrétions et
les excrétions par le régime, l'exercice paisible et les
médicaments ; car la régularité de la plupart des fonctions
annonce un état avantageux de l'organisme et une disposition manifeste au rétablissement de la santé.

Soyez sobres de promesses désirées dans les maladies
chroniques, auprès de ces nombreux malades qui ont déjà
épuisé toutes les ressources de la thérapeutique et l'expérience de plusieurs praticiens. La médecine ne peut pas
toujours procurer la guérison ; il est des maladies presque
incurables : le cancer, par exemple ; il en est d'autres

où l'art doit seulement prétendre à améliorer l'état des personnes affectées; car, comme le disait le professeur Bérard, la médecine est un art qui guérit quelquefois, soulage souvent et console toujours. Vous devez donc être fort réservés sur vos pronostics; la nature manifeste parfois des efforts médicateurs inattendus, la science de l'homme est toujours incertaine, dans ce qui doit advenir surtout; et, lors même que l'on a sur les suites du mal des idées très-fâcheuses, il faut les cacher soigneusement à l'homme souffrant. Ces diverses appréciations constituent le *tact* du praticien qui, tout en prévoyant l'avenir, doit souvent taire à son malade les tristes résultats de sa pénétration.

CHAPITRE HUITIÈME.

DE LA THÉRAPEUTIQUE EN CHIRURGIE.

La médecine est l'art de guérir : la guérison des maladies est donc le but vers lequel doivent tendre tous les efforts de la science et du praticien. Les diverses questions dont nous nous sommes occupé précédemment sont autant de préliminaires indispensables à la connaissance des préceptes et des règles de la thérapeutique. Imbu des principes exposés déjà, le médecin est disposé à agir avec des connaissances suffisantes, et à comprendre aisément les lois du traitement, ou, comme l'appelle Barthez, la *science des indications*. Cette dernière partie de la pathologie chirurgicale générale présente trois points de vue sous lesquels on peut la considérer : les lois de la thérapeutique, ses règles, ses moyens; examinons séparément chacune de ces questions.

ARTICLE PREMIER.

Lois générales de la thérapeutique.

Une des *lois* les plus générales de la thérapeutique, c'est celle du *naturisme* ou de la force médicatrice. L'observation la plus superficielle démontre dans l'homme l'existence d'une tendance générale au maintien de la santé et à son rétablissement lorsqu'elle a été troublée par la maladie. Pourquoi, en effet, une division des parties molles ne persiste-t-elle pas s'il n'y a pas en nous une impulsion incessante vers la restauration des tissus lésés par les agents vulnérants? Par quel motif l'engorgement des viscères, la congestion, l'induration, le ramollissement des organes, s'effacent-ils continuellement? D'où vient que fort rarement les fragments des os brisés demeurent en présence sans se souder à la faveur d'un travail aussi constant qu'admirable ?

La puissance médicatrice se manifeste donc par des actes infinis et journaliers : prêtons un peu d'attention à l'un de ses travaux, à l'hémostatique naturelle, par exemple, et notre conviction sera complète à cet égard. Lorsqu'une artère est ouverte dans la moitié de son calibre ou coupée en travers, le sang s'écoule au dehors et continuerait de s'échapper si les parties lésées n'éprouvaient aucune modification propre à y mettre fin. Les parois du vaisseau reviennent sur elles-mêmes dans tous les sens, et les bords de la section se replient même de manière à diminuer encore davantage la lumière du conduit. Infiltré dans les tissus ambiants, le sang se coagule aussi dans la cavité de l'artère, et y forme un caillot, si bien décrit par J.-L. Petit, étendu jusqu'à la première collatérale.

Cet ensemble de moyens spontanés suspend l'hémorrhagie, qui cependant reparaîtrait si de nouveaux changements ne s'opéraient dans le vaisseau blessé. Bientôt après il s'épanche, en effet, entre le caillot et les parois et autour de l'extrémité de l'artère, cette matière plastique sans cesse sécrétée partout où il faut un acte réparateur. Éprouvant aussitôt une organisation rapide, ce gluten coagulable rapproche progressivement les parois de l'artère, diminue de plus en plus la voie du sang, tandis que le caillot subit une absorption proportionnelle. Les membranes du vaisseau changent de texture, deviennent fibreuses, finissent par adhérer entre elles et par constituer une extrémité pleine, et la résistance est insurmontable à toute impulsion circulatoire. En même temps les collatérales se dilatent, les capillaires prennent une ampleur considérable et rétablissent largement la communication du cours sanguin autour de la portion artérielle désormais oblitérée. Bien plus, le sang lui-même a une tendance manifeste à s'éloigner de l'ouverture faite au vaisseau dès le moment de l'accident; ce que Haller surtout a signalé sous la dénomination de *loi de dérivation du sang*, et qui a conduit Kooch de Munich et plusieurs autres praticiens à rejeter toute ligature après les amputations, pour confier l'oblitération des vaisseaux aux seuls efforts de la nature aidés d'une légère compression.

En présence de ces changements admirables et constants, si bien analysés par Scarpa, qui nierait une tendance générale de l'économie à réparer les désordres éprouvés par les organes, tendance régulière et bien dirigée vers un but évident? Mais ce qui démontre les ressources infiniment variées de cette force médicatrice, c'est le moyen extrême qu'elle met en œuvre lorsque le volume du vaisseau blessé, la largeur de la plaie, la force de l'impulsion circulatoire, triomphent des moyens curateurs dont nous venons de parler. Alors l'individu s'affaiblit rapidement, les fonctions perdent de leur activité, la vie est sur le point de s'éteindre, et la syncope survient.

Sous l'influence de ce dernier acte spontané, la circulation cesse, les forces sont suspendues, un caillot volumineux se forme, et l'hémorrhagie est arrêtée; bientôt la chaleur, la respiration, le pouls et toutes les fonctions reprennent leur action, et les autres changements médicateurs déjà énoncés mettent solidement fin à tout écoulement sanguin. Je ne pense pas que vous soyez tentés d'attribuer la formation du caillot à l'abaissement de température ni à la suspension de la circulation; car les mêmes effets ont lieu au sein des cavités splanchniques, et seulement à l'ouverture de l'artère intéressée. Comme J. Hunter l'a remarqué, le sang ne se coagule point en aucun autre point du système vasculaire, pas plus dans la syncope spontanée ou traumatique, que dans la verge pendant l'érection, que dans une hernie étranglée, ni dans aucun autre organe où la vie existe encore. C'est donc à un acte spontané et bien dirigé qu'il faut rapporter ce mécanisme de l'hémostatique naturelle. C'est ainsi qu'il faut comprendre la formation des couches fibrineuses sur les parois des poches anévrysmales, dans l'intérieur des séreuses enflammées et souvent oblitérées en partie ou en totalité.

Les changements médicateurs dont nous parlons sont nécessaires, et sont les seuls moyens efficaces de la génération des maladies : ce sont eux qui se développent à l'occasion des provocations variées de l'art et des opérations les plus énergiques. Est-ce à dire que la thérapeutique soit toujours accessoire dans la guérison des états pathologiques? nullement, car elle doit revendiquer souvent une large part dans ce résultat désiré.

Une seconde loi de la thérapeutique, c'est que *la nature et l'art se disputent la guérison avec plus ou moins de droits* que nous allons apprécier. L'esprit humain se laisse souvent dominer par une vue ingénieuse, par un aperçu remarquable, de manière à tout sacrifier à l'objet de ses préoccupations : de là, les exagérations des partisans outrés du naturisme ou des ressources de la médecine. Comme les vieux praticiens, trompé sans doute bien des fois dans sa confiance pour les remèdes, le célèbre Stahl en était arrivé, à leur égard, à un scepticisme ou plutôt à un abandon entier.

Embrassant les maximes du célèbre médecin de Halle, beaucoup de praticiens se confient ordinairement aux efforts de la nature, et professent même qu'ils ne croient pas à la médecine. Méfiez-vous de cette incrédulité qu'adopte trop souvent l'ignorance ou l'inaptitude pratique ; pesez le mérite de ceux qui se vantent de leur mépris des ressources de notre art, et vous verrez qu'on peut leur adresser la réponse du célèbre Barthez à des personnes qui lui disaient que Lamure ne croyait pas à la médecine : *s'il parle de la sienne, il a fort raison* (1). En évitant de pareilles exagérations, il est facile de montrer qu'en bien des cas la force médicatrice a tous les honneurs de la curation ; qu'en d'autres, l'art lui dispute la plupart des droits à ce résultat ; enfin, qu'en beaucoup de circonstances, la nature et la chirurgie se partagent alternativement les titres à cet acte bienfaisant.

Lorsqu'un agent contondant détermine un épanchement

---

(1) Lordat, Vie de Barthez. Montpellier, 1818, p. 102.

ou une infiltration considérable de sang, le plus souvent
la curation est abandonnée aux ressources spontanées de
l'économie, et il serait ordinairement dangereux de faire
une ouverture pour en opérer l'évacuation. Le liquide est
successivement absorbé ; les tissus reprennent leur consistance et leurs rapports antérieurs ; enfin, l'individu jouit
de la plénitude de sa santé. Le repos, aidé d'un régime
convenable, ont été seuls employés, et fréquemment aucun
soin n'a été mis en usage pour favoriser la guérison :
la nature a été ici l'unique auteur du résultat.

Une plaie avec perte de substance arrive à la surface
du corps, et bientôt la fluxion, l'inflammation, l'organisation de bourgeons charnus, la production des tissus
des cicatrices, viennent remédier aux désordres traumatiques sans que l'art puisse souvent réclamer aucune
part à la curation. Un tendon, un muscle, un nerf, un
os, sont divisés : l'individu est obligé de garder le repos ;
une matière plastique s'interpose aux bouts de la solution
de continuité ; elle s'organise, rétablit les rapports des
organes blessés, et l'art a souvent été inutile à ce travail
médicateur. Vous parlerai-je de ces révolutions critiques
qui terminent promptement bien des maladies d'une
manière favorable, alors que les ressources thérapeutiques restaient parfois impuissantes contre une tendance opiniâtre et fâcheuse ? Mais sans m'étendre sur de
pareils changements spontanés, observés plus communément pendant les maladies réputées médicales, n'avons-
nous pas, en chirurgie, de belles preuves de l'influence
toute-puissante de la nature humaine dans les diverses
régénérations pathologiques ?

Une portion de muqueuse est-elle détruite ? une nouvelle
membrane se forme et en remplit toutes les fonctions ;
un nerf est-il coupé ? bientôt il se produit une partie

nouvelle qui en a au moins les aptitudes physiologiques ;
la circulation est-elle interrompue ? non-seulement les capillaires déjà existants se dilatent, mais encore il s'en
forme de nouveaux, comme l'examen des pseudo-mem-
branes, de la matière du cal et de toutes les régénérations
le démontrent. « Un travail bien plus étonnant encore,
dit l'illustre professeur Delpech (1) , est celui de la re-
production de certaines parties osseuses perdues par le
procédé de la nécrose. On a long-temps contesté et l'on
conteste encore la vérité de cet admirable phénomène ;
mais la nature nous paraît avoir suffisamment manifesté
son industrieuse prévoyance à ce sujet. » Il suffit, du
reste, de consulter le mémoire du professeur Vigarous (2),
celui de M. Kühnholtz (3), et enfin d'observer un individu
atteint de nécrose de l'un de ses os, pour ne concevoir
aucun doute à cet égard. En tous ces cas, le travail
médicateur est indépendant des remèdes qui souvent sont
entièrement négligés , et tout l'honneur de la curation
revient à la nature.

Il est néanmoins un bon nombre de cas où les ressources de la thérapeutique ont la plus grande part dans
le soulagement ou la guérison des malades. S'agit-il d'une
rétention d'urine ? la mort surviendra, si le chirurgien
n'a recours au cathétérisme. Existe-t-il un calcul dans
la vessie ? le sujet ne peut attendre sa délivrance que de la
taille ou de la lithotritie. Un virus, un venin, un poison ,
sont-ils introduits dans l'homme ? les secours de l'art sont
d'autant plus efficaces que vous abandonnerez moins long-

(1) Mal. réput. chir. Montpellier, 1816, t. I, p. 138.
(2) Opuscul. sur la régénér. des os , Montpellier, 1788.
(3) Consid. génér. sur la régénér., etc. Montpellier, 1841.

temps l'économie à ses propres forces. S'agit-il d'une hémorrhagie, d'une gangrène, d'une congestion, d'une névrose, d'une névralgie périodiques? la nature est ordinairement impuissante, et les moyens de la matière médicale sont promptement exigés.

Que ne dirais-je pas si je rappelais ici les principales épreuves de l'efficacité de la chirurgie qui extrait les corps étrangers, rétablit la communication des organes, restaure les difformités des parties altérées, triomphe des maladies opiniâtres par des moyens énergiques que M.-Aur. Séverin comparait à la puissance, à la massue d'Hercule terrassant les monstres! « Dans les maladies qui dépendent d'une altération du mécanisme, dit le professeur Lordat (1), l'art vaut mieux que les forces médicatrices. » Mais le plus souvent l'art et la nature concourent au même but, et nous pouvons formuler les lois suivantes à cet égard.

L'art paraît plus puissant que la nature vivante, lorsque la terminaison spontanée de certaines maladies abandonnées à elles-mêmes serait ordinairement fatale; comme dans la plupart des hémorrhagies traumatiques, la pustule maligne, les effets du virus de la vipère, l'érysipèle phlegmoneux, l'occlusion ou l'absence du rectum. Il en est de même *quand la terminaison spontanée de certaines lésions morbides serait habituellement plus fâcheuse :* ainsi les changements médicateurs qui se développent après les luxations sont certainement plus défavorables que lorsque le praticien a réduit la partie déplacée dans sa position normale. Il en est encore ainsi lorsque la guérison purement spontanée serait beaucoup plus longue et plus

---

(1) Perpét. de la méd. Montpellier, 1837, p. 242.

difficile, comme à la suite des solutions de continuité de la peau, si l'on ne pratiquait la réunion immédiate, comme lors des blennorrhagies tout-à-fait récentes, si l'on n'avait recours aux injections perturbatrices (1).

« La plupart des plaies, dit cependant à cet égard le professeur Delpech (2), peuvent guérir par les seules forces de la nature, presque tout aussi bien que par les procédés de l'art, quoiqu'avec un peu plus de difformité et un peu plus lentement. Il n'en est pas de même des fractures : le plus souvent, les secours de l'art sont indispensables ; elles exigent même une perfection toujours difficile, et quelquefois impossible à atteindre. »

L'art paraît avoir plus d'efficacité que la nature *quand celle-ci est manifestement impuissante à détruire les altérations organiques* : ainsi les kystes, les fongus hœmatodes, les pieds-bots, la cataracte et beaucoup d'autres lésions de la même classe, n'obtiennent point le plus souvent leur curation, si l'on ne pratique des opérations majeures. Il faut reconnaître le même privilége à la médecine, *dans les cas où la thérapeutique possède des remèdes spécifiques ou capables d'amener sûrement la guérison* : telles sont les métrorrhagies si facilement suspendues par les poudres d'ergot ou bien l'ergotine, comme le professeur Delmas s'en est plusieurs fois assuré ; les symptômes syphilitiques dont on triomphe aisément par les mercuriaux ou les préparations d'or ; tel est encore le traumatisme accidentel, que l'on dompte presque toujours à l'aide des irrigations froides, de l'émétique à haute dose (Delpech, Lallemand), ou des frictions mercurielles (Serre).

---

(1) Serre, Mém. sur les injections de nitrate d'argent à haute dose. Montpellier, 1844. Journ. Sociét. méd. pratiq.

(2) Mal. réput. chir., t. I, p. 209.

On peut, au contraire, formuler de la manière suivante les lois de la toute-puissance de la nature : *Lorsque l'action de l'art amènerait une terminaison ordinairement grave ou mortelle*; comme dans l'empyème, les abcès par congestion, les grossesses extra-utérines, les diplogénèses, etc., où il est plus avantageux de livrer la vie du sujet aux seuls efforts médicateurs. Il en est de même *quand l'art est évidemment impuissant* : par exemple, dans les hémorrhagies ou les anévrysmes splanchniques, les corps étrangers encore logés au sein des cavités viscérales.

La nature a plus de puissance *dès qu'il s'est établi la tolérance de certaines altérations organiques auxquelles il serait dangereux de toucher* : telles sont les dartres et les plaies anciennes, les fistules révulsives, les tumeurs cancéreuses indolentes et stationnaires. Si l'illustre professeur Baumes avait eu égard au conseil renfermé dans la désignation même des tubercules cancéreux de la face appelés par les anciens des *noli me tangere*, il n'aurait pas eu recours à de nombreux topiques irritants; ni à l'habileté insolente de Dupuytren qui s'oublia jusqu'à dédaigner de lui accorder ses soins; ni à la complaisance de Dubois qui, tout en faisant disparaître le mal local, ne hâta pas moins la perte d'une si grande illustration de notre École. Il est enfin une autre circonstance où la nature humaine possède des ressources probables que l'art ne saurait suppléer : c'est *lorsque les révolutions des âges et les crises sont seules capables de déterminer la guérison ou d'éloigner le danger*; comme pour les maladies héréditaires, les lésions de l'enfance, etc.

Mais il arrive bien plus souvent que la nature et l'art se disputent tour à tour les droits à la guérison : voici le résumé de ces cas. *Si les maladies ont une marche régulière*, *sans secousses violentes et sans dangers imminents* ; comme dans les brûlures, les inflammations, les phlegmons. *Quand le traitement* se compose de changements mécaniques et vitaux ; dans les plaies où il faut réunir par première intention, dans les cataractes molles ou diffluentes. Il en est ainsi *pour les états morbides compliqués* où l'analyse thérapeutique et l'observance des indications qu'elle fournit sont seules capables d'amener un résultat durable. Il en est encore de même *si le traitement doit se composer de remèdes divers et de modifications vitales secondaires* : on rencontre l'application de cette loi thérapeutique si des engorgements de ganglions lymphatiques sont rebelles, et qu'il faille recourir aux topiques irritants ; s'il faut combattre par les frictions mercurielles la péritonite, la phlébite ; si l'on doit triompher de la commotion et de ses suites, etc.

En posant les principales règles générales à suivre dans le traitement des maladies chirurgicales, en désignant les circonstances qui réclament l'intervention fort active de l'art, celles où les ressources spontanées de l'économie méritent la préférence, celles enfin où la nature et l'art doivent être invoqués simultanément ou tour à tour, nous avons établi les principes propres à décider notre jugement dans cette grande question, si bien traitée par notre Voulonne : de la médecine agissante et de la médecine expectante. Toutefois une partie de cet important problème ne nous paraît pas avoir été bien comprise en chirurgie ; je veux parler de l'*expectation*. Cette question est assez grave pour mériter de fixer notre attention.

Il est une méthode thérapeutique, désignée par le professeur Barthez sous le nom de méthode naturelle, qui consiste à suivre la marche spontanée de la nature, à l'aider si elle est faible, ou à la tempérer si elle est trop forte. C'est dans ces méthodes que se range l'*expectation* thérapeutique qui, d'après l'acception généralement reçue (1), consiste dans l'*inaction* par une confiance aveugle dans les ressources de la nature. D'autres (2) font la médecine expectante synonyme de thérapeutique naturelle. Selon nous, l'expectation en chirurgie est un temps, une période du traitement de beaucoup de maladies. Nous pouvons, à cet égard, remonter à l'étymologie ; car les mots bien interprétés ramènent souvent à la vérité. *Expectare* signifie attendre, mais attendre quelque chose sur laquelle on a le droit de compter. Quand on veut signifier une inaction complète, on se sert du terme *spectare*, regarder, être simple spectateur. Eh bien ! dans la valeur différente de ces deux mots se trouve la loi que je vais développer.

Ainsi, il est des cas où le praticien peut rester inactif et livrer la curation aux seules forces médicatrices ; il en est d'autres où il est nécessaire d'employer un remède, mais il faut attendre le moment favorable de son emploi. Dans la première circonstance, on suit ou l'on aide les mouvements spontanés de l'économie vivante ; dans la seconde, le remède est connu et doit être bientôt mis en usage ; mais il est nécessaire d'attendre l'opportunité : ce dernier cas constitue, selon nous, la véritable expectation en chirurgie.

La célèbre Académie de chirurgie semble avoir établi ce principe quand elle posa la question suivante : « l'amputation étant absolument nécessaire dans les plaies compliquées de fracas d'os, et principalement celles qui sont

---

(1) Bordeu, OEuvres, t. II, p. 595.
(2) Voulonne, Mém. couron. 1776, Avignon.

faites par les plaies par armes à feu, déterminer les
cas où il faut faire l'opération sur-le-champ et ceux où
il convient de la différer, et en donner les raisons (1). »
Tel est aussi le problème important dont nous allons
aborder la solution généralisée. Les motifs de l'expectation
dans les maladies chirurgicales sont les suivants :

1° Les *contre-indications passagères* et évidentes existant
dans le sujet ou hors de lui. Si un état spasmodique se
trouve chez un individu atteint de la pierre, il convient
d'attendre la cessation de cette affection morbide avant
d'avoir recours à la taille ou à la lithotritie ; s'il règne
une épidémie d'érysipèles ou de pourriture d'hôpital, il
faut attendre la disparition de cette contre-indication
pour entreprendre l'ablation d'un sein cancéreux, je suppose.

2° Un deuxième motif d'expectation, c'est *la nécessité
de faire disparaître les complications* en beaucoup de cas.
On apporte un homme dont l'épaule est luxée depuis peu
de temps ; il existe en même temps du gonflement et des
douleurs considérables : il faut attendre la cessation de
ces lésions secondaires. De même, il faut attendre la disparition de la commotion traumatique, de la phlogose
intense des tissus sur lesquels on va porter l'instrument
tranchant.

3° La *connaissance de la cause pathogénique* est parfois
un motif d'expectation. Un individu porte un phymosis et
des chancres en la face interne du prépuce : vous jugez
l'incision ou la circoncision indiquée, mais vous devez
attendre, pour faire cette opération, que les ulcères syphilitiques aient disparu, afin de ne pas exposer le malade

_____

(1) Prix de l'Acad. de chir., t. III, p. 489, in-4°.

à voir se développer un ulcère virulent sur toute la surface produite par l'instrument. Une autre personne est atteinte de gangrène spontanée du pied : il convient d'attendre la délimitation du mal avant de recourir à l'amputation du membre inférieur.

4° Une autre raison de l'expectation, c'est le *besoin d'éclairer le diagnostic en bien des cas obscurs* : la nature des tumeurs, leurs rapports, le caractère symptomatique essentiel ou périodique des hémorrhagies, demandent parfois du retard dans l'emploi des remèdes probablement bientôt nécessaires. Le fait suivant est bien propre à prouver la justesse de ce précepte : un homme est rencontré, dans les rues de Montpellier, dans un état convulsif et adynamique qui ne paraissait pas simulé ; sur les instances de certains solliciteurs, il est admis au service des blessés civils. Je ne pus retirer de lui aucune parole, car il affectait un mutisme complet et un abattement extrême. En examinant les différentes parties de son corps pour savoir s'il n'existait pas une hernie étranglée, je reconnais deux tumeurs à l'aine gauche dont l'une était, en effet, une entérocèle dont j'opérai facilement la réduction. La seconde tumeur resta dure, fixe, et au-dessous du canal inguinal. Le cas parut être une hernie que j'étais supposé avoir étranglée davantage par des manœuvres inhabiles, et qui dès lors semblait nécessiter la herniotomie.

Je manifestai la plus vive dénégation à cet égard ; cependant l'opération était décidée. Une ou deux heures après, en examinant de nouveau la tumeur, on conçut alors probablement du doute ; car l'on suspendit l'opération, et l'on en appela aux conseils des professeurs Delmas, Serre et Dubrueil, qui ne crurent pas à une hernie, mais à un bubon, et ordonnèrent un purgatif, afin de mieux décider la question. Bientôt il n'y eut plus à douter ; car les selles ayant eu lieu abondamment, et la verge de cet homme étant examinée, on y trouva des chancres et beaucoup de bubons syphilitiques. On sut aussi que cet individu avait simulé un état grave, afin de se faire traiter à l'hôpital d'une maladie pour laquelle les civils ne sont pas admis.

5° Un nouveau sujet d'expectation, c'est *la nécessité de tâter les forces de son malade*, afin de savoir s'il pourra supporter des opérations, ou s'il n'est pas urgent de communiquer du ton à un organisme déjà profondément détérioré : ainsi les vieillards réclament parfois un traitement tonique avec régime analeptique pour pouvoir supporter la cystotomie et la plupart des grandes opérations.

6° S'agit-il de faire disparaître des plaies, des exutoires ou telle autre lésion habituelle ? c'est un nouveau sujet d'expectation ; car il convient avant de *suppléer par des évacuants divers*, par des exutoires différemment placés, à ceux que l'on veut supprimer.

7° Enfin, la *connaissance des actes ultérieurs*, après les tentatives chirurgicales, est, en certains cas, un motif d'attendre le moment favorable. On sait tous les avantages de l'appareil inamovible ; mais l'application du bandage gypso-amidonné, immédiatement après une fracture, entraînerait souvent des accidents ; aussi convient-il d'attendre que la tendance fluxionnaire ou l'engorgement déjà existant aient cessé avant d'avoir recours à ce moyen.

S'il est un bon nombre de circonstances qui réclament une sage expectation ; il en est beaucoup d'autres où il n'est pas permis d'attendre. Une pustule maligne, un érysipèle phlegmoneux, une attrition profonde, une hémorrhagie foudroyante, un empoisonnement, etc., ne laissent aucun retard à l'emploi des moyens thérapeutiques. D'un autre côté, pendant l'expectation, le médecin ne reste pas inactif, mais il emploie ce temps d'attente à préparer son malade de manière à accroître le plus possible les chances de la guérison par le moyen principal qu'il se propose de mettre en usage plus tard.

Enfin, pendant le temps de l'expectation, le praticien épie le moment, l'occasion favorable à l'application du remède jugé nécessaire. « Les occasions sont une des choses les plus importantes dans l'art, selon le vieillard de Cos (1). Il y a des moments favorables dans les maladies, dans les symptômes et dans le traitement. Il faut quelquefois agir vite, comme dans les défaillances, quand les urines ne peuvent pas couler, ni les matières fécales sortir. Quand les femmes font des fausses couches et autres cas pareils, les moments favorables y passent promptement, on n'est souvent plus à temps. La mort arrive si l'on a trop différé; il faut y profiter de l'occasion. Les maladies et les plaies qui ne mènent pas nécessairement à la mort ont leur à-propos; il est possible d'en arrêter les progrès en les bien soignant. Cependant les soins du médecin ne sont pas ce qui seul les guérit; elles se termineraient quelquefois d'elles-mêmes sans l'aide de l'art. »

Une loi thérapeutique non moins importante que celle dont nous venons de parler a été ainsi formulée par notre Raymond de Marseille : *Il existe des maladies qu'il est dangereux de guérir*. Les lésions chirurgicales doivent être respectées chez les personnes âgées; les opérations pour le phymosis, les doigts surnuméraires ou déformés, ont été suivies d'accidents souvent mortels (2). Ces tentatives

---

(1) Traité des malad., liv. I, § 3.
(2) Velpeau, Méd. opérat., t. II, p. 333, 2e édit.

n'ont pas, il est vrai, des résultats aussi fâcheux pour les enfants, et cette différence nous paraît dépendre de l'état moral. Chez l'enfant, la crainte ne peut persister long-temps, car il ne sait pas prévoir toutes les chances auxquelles une opération le livre, et son économie tranquille laisse agir la nature. L'homme adulte, au contraire, connaît les dangers qu'il court; son imagination l'agite, le trouble, et amène des modifications internes très-capables de contrarier les opérations le mieux exécutées et la marche la plus favorable dans la curation. Une seconde condition propre à amener des accidents après de semblables opérations chez les personnes de divers âges, c'est l'état de l'économie. Les individus viennent au monde ordinairement avec une bonne santé, malgré les difformités dont ils sont atteints. Dès que l'enfance est passée, on ne trouble pas impunément sans préparation convenable ce calme de la vie. La perturbation déterminée par le chirurgien, alors que le sujet est en bonne santé, a souvent d'autres conséquences que chez un malade affecté d'un état morbide depuis un temps prolongé. Il en est des opérations comme de tous les remèdes dont l'action est bien différente sur l'homme sain que sur l'homme malade. L'opium, l'émétique, le sublimé, sont des poisons pour l'homme malade, comme l'école italienne le démontre.

Il semble que la nécessité de guérir complètement une fracture soit un principe inattaquable; et cependant il est des cas où les tentatives soutenues pour arriver à ce résultat auraient de fâcheuses conséquences. Lorsqu'un vieillard est atteint d'une fracture du col du fémur, il est dangereux de le soumettre à l'application des appareils proposés en ce cas; le séjour prolongé au lit est fatal pour les personnes âgées, qui d'ailleurs n'obtiennent jamais une consolidation régulière d'une telle solution de continuité. C'est sans doute pour ces motifs que le célèbre A. Cooper disait que, s'il était atteint d'une semblable lésion, il se mettrait d'abord au lit pendant huit jours, afin de combattre les accidents inflammatoires, et qu'il se livrerait ensuite à la marche, au moyen d'une canne et d'une bottine convenable. Telle est aussi la conduite des grands praticiens de nos jours à l'égard de leurs malades.

La réduction des luxations anciennes n'est pas aussi indifférente que semblent le penser les auteurs qui proposent les moufles et plusieurs autres machines. On cite, il est vrai, des succès obtenus par Ledran, Lassus, Dupuytren, A. Cooper, Sédillot, etc. Mais on connaît aussi les accidents arrivés entre les mains de Desault, de Delpech, de Flauber et de M. Sédillot lui-même. On sait que l'un des malades chez lequel Delpech tenta la réduction d'une ancienne luxation de l'épaule mourut au même instant! Le médecin doit se rappeler cette belle sentence de notre Voulonne : *L'art n'est point fait pour empêcher les malades de mourir des mains de la nature en les égorgeant de ses propres mains.*

Dans la classe des lésions organiques se trouvent bien des maladies qu'il est parfois dangereux de guérir. A la suite des fractures mal consolidées, les fragments restent quelquefois mobiles les uns sur les autres, et constituent de fausses articulations. Souvent il est dangereux de prescrire l'emploi des ressources conseillées en pareilles circonstances. Le repos prolongé est pernicieux aux vieillards; le frottement, les résections, le séton, ont déterminé plusieurs accidents mortels : nous rappellerons, à cet égard, le fait singulier cité par le professeur Guy-de-Chauliac, de ce philosophe qui, s'étant soumis à la rétention des bouts d'une pseudarthrose de la cuisse, fut victime de son imprudence. *Il eût mieux valu*, ajoute avec raison l'auteur, *que ce philosophe fût clopinant, que d'aller se faire ainsi gratter l'orosbet.*

Qui eût pu penser à briser les surfaces osseuses des articulations ankylosées ? Telle a été cependant l'idée de M. Louvrier, qui non-seulement a tenté, à Paris, de rompre de semblables organisations morbides, mais encore de le faire au moyen de machines capables de rompre les pièces osseuses soudées. Si de pareils préceptes eussent été émis en province, le bon sens public en eût fait justice, et aucun praticien n'aurait condescendu à la folie d'un mécanicien au point de lui livrer le sort de ses malades. Nous pouvons ranger parmi les maladies dont il est dangereux de tenter la guérison par les moyens les plus vantés de nos jours, les ganglions articulaires, les hernies, les fistules anales chez les phthisiques, les plaies, les dartres et les exutoires anciens.

Cet examen nous conduit directement aux *opérations dites de complaisance* : nous avons mentionné les doigts surnuméraires comme ne devant pas être enlevés, surtout chez les vieillards ; nous rangerons dans cette même catégorie des maladies qui n'exigent point d'opération, et pour lesquelles le médecin ne doit pas condescendre aux désirs des personnes : les moignons coniques, les pieds tordus, les jambes amputées d'abord près de l'articulation tibio-tarsienne, enfin toutes les lésions qui ne compromettent point la santé, et qui sont pour les individus de simples incommodités. Entreprendre des opérations majeures en des cas pareils, c'est exposer à périr des sujets assez mal avisés pour réclamer de semblables complaisances. Nous nous rappellerons toujours l'histoire d'un homme dont la main et le coude furent broyés par la chute d'une grosse pierre : la gangrène ayant entraîné la main et une partie du coude, la cicatrisation eut cependant lieu, et ce sujet conserva le membre thoracique gauche avec un moignon long et incommode, car l'avant-bras était presque flottant sur le bras. La gêne causée par cette portion mobile et inutile engagea cet homme à réclamer l'amputation du bras, bien qu'il jouît, du reste, de la plus belle santé. L'opération lui fut accordée : un érysipèle s'empara de la plaie, des fusées purulentes survinrent, et la mort, au cinquième jour, en fut la terminaison !

C'est à des résultats aussi fàcheux qu'exposent les personnes atteintes d'hémorrhoïdes les chirurgiens qui tentent d'en pratiquer l'ablation complète. « Ainsi que le veut Hippocrate, dit Guy-de-Chauliac (1), si, en traitant un individu atteint d'anciennes hémorrhoïdes, on ne lui en laisse une, il faut craindre le développement d'une hydropisie ou d'une manie. » Il est même préférable, en général, de ne pas toucher à de telles tumeurs. De même, il faut respecter les teignes de l'enfance, qui sont l'effet d'une pléthore nutritive. Que n'aurions-nous pas à dire des sections tendineuses ou musculaires dont on a tant abusé de nos jours ? « Le danger des grandes opérations, dit le professeur Estor (2), a fait condamner dans cette École celles que l'on pratique à la sollicitation des malades, et qu'on est convenu d'appeler opérations de complaisance : telles sont celles que réclament les difformités, les infirmités de toutes sortes, les ankyloses, les rétractions des membres ou des doigts avec déviation plus ou moins considérable, certaines fistules, certaines descentes, en un mot les maladies ne faisant pas de ces progrès qui

---

(1) Grande chir. Traduction de L. Joubert, 1569.
(2) Disc. hist. philos. École chir. Montpellier, 1841, p. 32.

compromettent l'existence. Il est maintenant bien reconnu que, toutes choses égales d'ailleurs, ces opérations sont plus souvent funestes que les autres. »

Une loi très-importante de la thérapeutique en chirurgie, c'est l'étude des *médications* ou des effets des médicaments ou des agents pharmaceutiques. Le chirurgien doit avoir autant de confiance pour les moyens médicamenteux en général que pour les procédés opératoires. Sans doute il ne faut pas tomber, à cet égard, dans l'indifférence manuelle de certains praticiens méticuleux qui, à l'exemple des Arabes et de la plupart des Arabistes, n'emploient que des onguents, des emplâtres et des remèdes internes ; mais il convient de recourir aux médicaments bien plus souvent que ne le font beaucoup de praticiens de nos jours.

Les altérations scrofuleuses, syphilitiques, scorbutiques, adynamiques, cèderont souvent à un traitement médical long-temps prolongé ; et nous avons connaissance de plusieurs cas de maladies du système osseux qui réclamaient l'amputation d'un membre aux yeux de grands praticiens, et qui cependant ont guéri sans opérations sous l'influence d'un traitement médicateur continué pendant plusieurs mois, ou même une année. A ce propos, on ne saurait trop encourager les essais que font des médecins pour guérir les altérations cancéreuses par des moyens internes : de semblables recherches sont capables de faire découvrir des moyens spécifiques analogues aux antisyphilitiques.

Le médecin opérant doit connaître les effets différents des mêmes substances employées à petite ou à haute dose ; il ne doit pas ignorer que lorsqu'il existe un état morbide indiquant tel médicament, la tolérance s'établit pour des quantités considérables : ainsi l'opium, ordinairement administré à la dose d'un grain ou 5 centigrammes, peut être porté jusqu'à 100 grains ou 5 grammes contre le tétanos. Le tartre stibié, employé communément par 2 grains ou 10 centigrammes, est souvent toléré à la dose de 36 grains ou 2 grammes contre le rhumatisme articulaire ou contre les lésions traumatiques. Il en est de même du mercure, de l'ipécacuanha, de la plupart des médicaments les plus énergiques.

C'est donc l'état général du malade qui détermine le mode d'action des remèdes : de sorte que les mêmes moyens seraient dangereux ou même mortels si leur indication n'existait pas. Il est donc indispensable de se guider, dans la médicamentation, sur l'état vital du sujet, afin d'apprécier convenablement l'indiquant et le moyen indiqué. Sans cette étude des individualités pathologiques, on se tromperait grandement chez un individu atteint d'éréthisme nerveux, par exemple, qui n'éprouve pas les effets ordinaires de la plupart des agents thérapeutiques.

Mais comment parvenir à cette notion délicate qui constitue le praticien, sans une connaissance élevée des lois de la thérapeutique, des forces de l'économie vivante, et des modes variés de la nature humaine? Comment arriver à ce but difficile sans une expérience répétée des hôpitaux, où les faits se pressent en foule sous les yeux de l'observateur, où l'on vieillit vite en peu d'années, comme le disait Cabanis, expérience des hôpitaux que l'on ne peut suppléer par de longues années de la pratique civile, même la plus étendue?

L'expérience en chirurgie est une loi essentielle de la thérapeutique encore plus peut-être que dans la médecine interne : le médecin opérant doit posséder les principes de l'antique doctrine médicale, une habitude de voir et

de faire , enfin une grande habileté pratique et des sens
exquis. « Que le chirurgien, dit Celse (1), soit jeune ou
du moins peu avancé en âge ; sa main doit être ferme,
adroite et jamais tremblante ; sa vue claire et perçante ;
son intrépidité et sa sensibilité telles que, décidé à guérir
celui qui se met entre ses mains, il ne se laisse point
émouvoir par les cris, ni détourner par les plaintes, du
but auquel il veut parvenir. »

ARTICLE DEUXIÈME.

Des règles à suivre dans le traitement des maladies chirurgicales.

Tout acte thérapeutique doit être déduit d'une indication :
« Pour parvenir à obtenir la guérison, dit le professeur
Guy-de-Chauliac (2), il faut d'abord connaître la nature
du mal. Étudiant ensuite les autres choses, il convient
d'en retirer les indications non aperçues par plusieurs.
Les indications étant trouvées, on doit voir ce que l'on
peut et ce qu'il est impossible d'en remplir ; enfin, par
quels moyens et comment il faut s'en acquitter. » La
première règle du traitement est dans la recherche des
indications, c'est-à-dire des motifs d'avoir recours à telle
méthode et à tel moyen thérapeutique, d'après la connaissance exacte de l'état actuel du malade.
Les sources des indications sont les différentes parties
du problème pathologique exposées dans le cours de ce
travail : la considération des causes, des symptômes, la
découverte des affections internes, l'appréciation des
forces du sujet, la prévision des tendances morbides ,

---

(1) De la médecine, p. 303. Édit. encyclop.
(2) Grande chir. Montpellier , 1363, p. 6.

la connaissance des idiosyncrasies, enfin la notion de toutes les conditions pathologiques qui constituent l'individualité morbide, telles sont les sources des médications et les bases de la thérapeutique.

Aussi sommes-nous justifié maintenant d'avoir apporté une sérieuse attention à l'examen de ces questions diverses, d'avoir insisté assez longuement pour bien établir toute l'étendue du diagnostic. De la connaissance des nombreuses parties des états pathologiques ressortent rigoureusement les motifs des actes du traitement rationnel. Après avoir exposé ces sujets divers, il nous suffira donc maintenant de montrer comment on en retire les indications thérapeutiques.

Pour apprécier les causes les plus puissantes des maladies, il convient d'*interroger* avec soin tous *les antécédents*, et de renouveler les mêmes questions sous différentes formes. Demandez-vous à une femme si elle a eu la vérole? elle ne l'avouera jamais, et manifestera une répugnance invincible pour un pareil sujet. Mais parlez-lui de feu, d'échauffement, d'irritation, d'inflammation; oh! alors c'est différent, et sous les noms d'écoulement, de petites plaies, de boutons, de pertes blanches, de taches et certains autres termes commodes, vous obtiendrez tous les aveux désirables. Parfois une circonstance peu importante aux yeux du vulgaire est la véritable cause d'accidents graves et opiniâtres. Une fille âgée de dix ans va consulter Fabrice de Hilden pour une surdité, l'atrophie d'un bras et un amaigrissement rebelles à tous les soins de l'art depuis plus de huit années. La revue des antécédents apprit que cette jeune personne s'était introduit depuis long-temps une petite boule de verre dans le conduit auditif, ce que confirma l'examen attentif de l'oreille; le corps étranger fut extrait avec peine, et tous les symptômes disparurent rapidement.

Dans un journal intitulé *Zodiacus medico-gallicus*, on lit l'histoire d'un maître de chant qui fut incommodé pendant deux ans d'une raucidité opiniâtre, par suite de l'introduction fortuite d'une barbe de plume qu'il rejeta enfin, lorsqu'on attribuait le mal à des causes bien différentes. Que ne pourrais-je vous dire à cet égard pour vous prouver que la connaissance de la cause déterminante est la source d'indications thérapeutiques! mais ce serait m'exposer à reproduire ce qui a été déjà signalé précédemment.

Une seconde source d'indication, c'est la *notion des effets morbides* ou maladies : comme en chirurgie les altérations organiques méritent d'attirer beaucoup l'attention des praticiens qui doivent les faire disparaître ordinairement, l'appréciation des désordres locaux est un motif de mettre en usage certains remèdes convenables. Autre chose est, en effet, le traitement local réclamé par la nécrose, autre chose est celui de la carie; la hernie crurale et le bubon demandent des remèdes différents, de sorte que les méprises à cet égard entraînent communément des erreurs de thérapeutique et des accidents toujours fâcheux, parfois mortels. Je n'oublierai jamais à ce propos le cas d'un jeune homme admis à l'Hôtel-Dieu de Lyon pour une prétendue hernie inguinale étranglée. D'après ce diagnostic erroné, le chirurgien en chef pratiqua la herniotomie; mais, ne pouvant faire rentrer la hernie supposée, et la consistance de la tumeur lui faisant alors concevoir des doutes sur l'exactitude de son opinion, il fit une ponction exploratrice, et reconnut bien vite son erreur : il s'agissait d'un kyste ou hydrocèle enkystée du cordon à parois très-épaisses. Le chirurgien se contenta d'enlever une partie de cette poche morbide, et de réunir les bords de la plaie : la guérison eut lieu après beaucoup d'accidents.

Non-seulement la structure des altérations organiques doit être parfaitement connue pour y trouver un motif plausible de recourir à des agents thérapeutiques, mais encore les limites de ces dégradations méritent d'être entièrement appréciées. Delpech opère l'ablation d'un utérus squirrheux ; mais les ovaires étaient en proie à la même lésion. Un jeune homme de Lyon subit la castration pour un sarcocèle ; la réunion immédiate est faite ; la cicatrisation cependant ne peut s'achever, parce que le cordon est infiltré de la même matière pathologique. En tous ces cas, l'indication a été mal appréciée, parce que l'étendue des altérations anatomiques n'avait pas été entièrement déterminée.

Une troisième forme d'indications, et la plus importante dans la majorité des cas, c'est la *connaissance des affections internes*, causes essentielles du plus grand nombre des maladies chirurgicales. Après toutes les preuves déjà fournies sur l'importance clinique de découvrir la nature des formes et des manifestations variées de la syphilis, etc., il est inutile de revenir sur ce même point. La carie aura un pronostic et un traitement bien différents, suivant qu'elle est sous la dépendance de la vérole, de scrofules, du cancer ou d'autres affections dynamiques. L'appréciation des éléments adynamique, inflammatoire, périodique, spasmodique, etc., est la source de l'indication fondamentale offerte par les fluxions, les engorgements, les hémorrhagies, les névroses, les névralgies, et par un grand nombre de maladies manifestées sur les organes les plus dissemblables.

Croyez-vous, en effet, que la plupart des remèdes

enlèvent mécaniquement une congestion sanguine, un séquestre, une escarre, une induration, un ramollissement, un fongus hœmatode ni la plupart des altérations anatomiques? C'est en imprimant, au contraire, aux forces vitales une modification nouvelle, en provoquant l'action convenable des puissances médicatrices que ces médicaments procurent la guérison de ces maladies. Pénétrer l'espèce de vice introduit dans le dynamisme, c'est donc reconnaître la source de l'indication principale à remplir.

L'appréciation exacte de la *résistance vitale* du sujet est un nouveau motif pour faire un choix justifié parmi les agents thérapeutiques : quand il y a faiblesse radicale, il faut la regarder comme le sujet de la principale indication. Ainsi, lorsqu'une femme en travail d'enfantement, quoique ayant un bassin bien conformé, ne peut se délivrer entièrement par inertie générale, il est urgent de recourir à l'application du forceps pour remédier à cette faiblesse, comme je l'ai vu faire avec succès par le professeur Delmas. S'agit-il d'une inertie ou d'une paralysie de la vessie qui rend impossible l'expulsion des fragments de calcul après la lithotritie? il est nécessaire d'employer le pêche-pierre de M. Larrey : M. Civiale le pratiqua sur Antoine Dubois. Mais parfois l'adynamie profonde est un motif de ne point tenter d'opération qui ne serait pas supportée : un exemple de ce genre s'est présenté à l'hôpital St-Éloi, en 1838. Une femme robuste, mais âgée, s'étant brûlé tout le membre thoracique droit, fut apportée dans les salles, où on lui proposa l'amputation, qu'elle refusa. L'élimination de larges et nombreuses escarres eut lieu, une suppuration abondante suivit, et la cicatrisation commença; mais l'étendue de la perte de substance, l'abondance de la suppuration et l'âge avancé de cette femme affaiblirent rapidement la constitution : de sorte que cette malade ayant elle-même réclamé l'amputation, il fut jugé impossible de la pratiquer avec des chances de réussite.

Les tendances diverses des maladies sont aussi la source d'indications parfois majeures : si le mal marche vers une fin ordinairement favorable, s'il n'y a pas danger imminent, on peut, on doit même, en certains cas, abandonner la curation aux ressources spontanées. Mais lorsqu'il se développe une phlébite ou une péritonite, on ne saurait trop se presser d'employer des moyens capables de triompher de la phlogose et de limiter le mal. L'idiosyncrasie du sujet devient souvent un motif puissant d'indication thérapeutique : telle personne ne peut supporter l'action des ventouses scarifiées, et se soumettra avec avantage à la piqûre d'un grand nombre de sangsues; telle autre ne pourra se décider à la ponction d'un abcès faite avec le bistouri, et acceptera la lancette; celle-ci devra être opérée par la ligature et non par l'excision d'une tumeur pédiculée; celle-là ne pourra tolérer la phlébotomie sans entrer en de graves convulsions, comme le professeur Dubreuil en rapporte un exemple remarquable (1). Il en est de même pour les médicaments parmi lesquels il faut fréquemment choisir suivant les caprices de la nature humaine, afin d'éviter ces répulsions vitales qui amènent des vomissements, des diarrhées, de la fièvre, enfin des spasmes dont le moindre inconvénient est de rendre nulle l'administration du remède.

Si les lésions internes, causes des désordres symptomatiques, si les altérations, les forces, les caprices de l'individualité vitale, sont les sources ordinaires des in-

---

(1) Mém. sur l'anév. aort. asc. Montpellier, 1842, pag. 100.

dications thérapeutiques, il existe parfois, chez le même sujet, d'autres lésions liées ou non à l'affection morbide, et qui viennent modifier, suspendre ou empêcher l'emploi des moyens réclamés par la maladie principale : ce sont là des *contre-indications*. Déjà nous en avons parlé à propos de l'expectation ; nous ajouterons ici quelques mots. Les indications se retirent communément des caractères divers de l'affection ou de la maladie; les contre-indications se trouvent ordinairement en dehors de cette double source.

Parfois la contre-indication est momentanée ou passagère, comme lorsqu'il existe une constitution médicale ou une épidémie quelconque ; alors il faut suspendre l'emploi des moyens énergiques déjà mis en usage ou sur le point de l'être. Il en est de même pendant la grossesse , l'allaitement, l'époque menstruelle, qui demandent de différer l'application de certaines ressources principales de la thérapeutique. En d'autres cas, les contre-indications sont permanentes et empêchent désormais de tenter les agents pharmaceutiques ou opératoires convenables à la maladie principale et qui semblaient promettre les plus heureux résultats. Tels sont les cas de fistules anales chez les phthisiques , de tumeurs blanches scrofuleuses chez ceux qui portent aussi des altérations tuberculeuses dans les poumons; telle est encore la position des personnes atteintes d'un ou de plusieurs anévrysmes sous l'influence de la diathèse anévrysmale, comme les malades de Pelletan, de Boucher, etc. Les contre-indications deviennent des conditions inhérentes à l'état morbide dont il faut connaître la valeur pour bien apprécier la méthode et les seules ressources qui restent.

Lorsque les indications sont reconnues, que les agents thérapeutiques sont trouvés, il faut savoir la conduite

générale à suivre dans le traitement du sujet. Ce plan,
cette conduite raisonnée, constituent la méthode thérapeutique qui distingue le véritable praticien de l'empirique,
dont les déterminations sont habituellement aveugles et
routinières. Le divin Vieillard a signalé les méthodes
thérapeutiques, mais plutôt par l'exemple que par le
précepte, plutôt par sa pratique que par ses leçons. C'est
au professeur Barthez que revient l'honneur d'avoir formulé des règles aussi élevées et aussi importantes pour le
traitement des maladies, et dont nous allons donner ici
un rapide aperçu. L'illustre professeur de Montpellier
comprend toutes les méthodes de traitement dans les trois
classes appelées *méthodes naturelles, analytiques* et *empiriques* (1). « Les méthodes naturelles du traitement d'une
maladie, dit Barthez, ont pour objets divers de préparer,
de faciliter et de fortifier les mouvements spontanés de la
nature qui tendent à opérer la guérison de cette maladie.
Ces méthodes sont généralement indiquées dans les maladies où la nature a une tendance manifeste à affecter
une marche réglée et salutaire. »

C'est la conduite que le praticien suit pendant l'expectation, telle que nous l'avons entendue précédemment.
C'est ainsi qu'il prépare son malade en combattant les
complications diverses et en détruisant les contradictions
pour remplir bientôt une indication majeure, employer
un moyen décisif. Cette méthode est encore applicable
lorsque le travail médicateur tend vers une terminaison
heureuse. Ainsi l'élimination des escarres ou des séques-
tres, la formation des cicatrices ou des adhérences, en
beaucoup de cas, sont des actes utiles, indispensables

---

(1) Traité des malad. goutt., 1802; tom. I, préface, pag. x.

même à la guérison, et qu'il faut aider par la position donnée aux parties, à la faveur des moyens unissants, en donnant un régime analeptique ou des médicaments toniques propres à soutenir les forces.

Il est un grand nombre de circonstances où il faut recourir à des moyens thérapeutiques puissants, nombreux et habilement employés, suivant les éléments divers de l'état morbide. « C'est alors, dit le professeur Serre (1), que l'on éprouve le besoin de faire entrer en ligne de compte et les symptômes, et la cause, et le siége de la maladie, et la marche et la durée de cette dernière, et les forces du sujet, et son âge, et son sexe, et ses habitudes. C'est alors qu'il convient surtout de constater s'il y a une seule maladie ou plusieurs, et, dans cette dernière supposition, quels sont les rapports d'existence que les maladies ont entre elles. Il n'y a ici qu'un travail intellectuel d'une haute portée qui puisse donner la solution de tous ces problèmes. Il y a plus : les maladies, même les plus simples en apparence, sont souvent susceptibles d'être décomposées en des éléments divers ou sujets d'indication qu'il importe beaucoup de savoir déterminer. »

S'agit-il d'un individu atteint de plusieurs maladies? il faut apprécier s'il y a complication morbide, simple coexistence ou état composé; et, cette notion étant acquise, on doit traiter chaque lésion suivant sa prédominance sur les autres, ou les attaquer simultanément, ainsi que j'en ai donné des exemples précédemment.

On rencontre souvent des complications qui demandent l'administration de remèdes propres à combattre l'une des maladies simultanées qui tient les autres sous sa dé-

---

(1) Recherches sur la clinique. Montpell., 1833, pag. 108.

pendance : telles sont l'affection périodique, la faiblesse radicale, la diathèse syphilitique. A-t-on à traiter un individu atteint d'un engorgement des gencives? il faut savoir si cette maladie dépend d'une carie des dents, d'une fluxion générale, d'une altération du maxillaire, d'une névralgie, d'une dentition difficile. Cette analyse étant faite, on doit s'adresser à la lésion principale ou à l'origine du mal : en des cas semblables, il existe parfois la plupart de ces modifications pathologiques. Ainsi une éruption difficile de la *dent* dite *de sagesse* entraîne l'engorgement des gencives, l'ostéite, la nécrose partielle ou la carie du maxillaire, des souffrances vives et opiniâtres. En présence de ce cas complexe, l'analyse sévère des éléments de cet état morbide est seule capable de fournir un diagnostic exact, des indications majeures, une méthode thérapeutique satisfaisante, enfin des moyens rationnels et avantageux. L'analyse clinique enseigne, en pareille circonstance, d'abord d'extraire la dent, en second lieu de favoriser l'élimination des portions nécrosées, et, comme objet secondaire, de calmer les souffrances du sujet par des émollients ou des narcotiques.

En pareilles circonstances, les indications sont raisonnées en toutes leurs parties ; le mode d'action des remèdes est connu, et l'on peut diriger, accroître, modérer le mécanisme thérapeutique suivant les besoins essentiels du système vivant et des désorganisations. Il existe un certain nombre de faits où nous ne voyons aucun rapport entre l'administration des remèdes et les modifications curatrices apparentes, où le mécanisme médicateur nous est caché dans tous ses points, où enfin nous employons certains moyens, parce que l'expérience directe nous apprend leur avantage. Ces états morbides, qui réclament ces agents thérapeutiques, sont appelés *spécifiques*, comme les remèdes qui leur conviennent. Cependant l'emploi de ces ressources médicales demande d'être dirigé pour en faciliter, en favoriser le succès ; et c'est là ce qui constitue les méthodes appelées empiriques. « Dàns les *méthodes empiriques* du traitement d'une maladie, dit Barthez (1), on s'attache directement à en changer la forme entière par des remèdes qu'indique le raisonnement fondé sur l'expérience de leur utilité pratique dans des cas analogues. Ces méthodes empiriques sont ou vaguement perturbatrices, ou imitatrices des mouvements salutaires que la nature affecte dans d'autres cas de la même maladie, ou administratives des spécifiques que l'expérience a fait connaître dans cette maladie. »

Lorsqu'une altération est opiniâtre et rebelle à tous les moyens rationnels, on ne peut avoir recours désormais à ces mêmes agents thérapeutiques, ni à ceux qui paraissent convenir à la majorité des cas semblables. Une perturbation profonde de l'état actuel de l'économie entière et de la vitalité des organes lésés, permet seule d'espérer une guérison. Alors on met en usage les excitants, les irritants énergiques, pour produire une révolution générale et locale qui mette la vitalité dans un mode nouveau dont l'art puisse triompher plus aisément. Un sujet est-il atteint d'une ophthalmie rebelle aux émollients, aux antiphlogistiques, aux antiscrofuleux ? on se décide à cautériser la conjonctive, afin de déterminer une perturbation de l'état vital actuel, et d'amener une phlogose franche susceptible de céder facilement aux moyens ordinaires. Un individu porte-t-il une blennorrhée fort ancienne ? on cautérise le canal de l'urètre par des injections ou avec

_____

(1) Ouvrage cité, préface, pag. xiv.

la sonde du professeur Lallemand, et l'on provoque une inflammation aiguë qui, suivant ses périodes ordinaires, doit céder à un traitement approprié et de peu de durée. C'est encore d'après le principe de la méthode perturbatrice que l'on emploie les irrigations froides et continues, le tartre stibié à hautes doses contre le traumatisme imminent; et l'action des contro-stimulants à grande quantité n'a pas d'autre but ni d'autre motif.

La méthode imitatrice consiste à recourir à des procédés de l'art qui puissent procurer promptement les résultats que la nature elle-même produit spontanément, mais avec un long temps et dans un petit nombre de cas. L'observation de la guérison spontanée de quelques anus artificiels a donné l'idée de repousser l'éperon, ou même de le détruire; la connaissance des moyens que la nature met en œuvre pour prévenir les épanchements stercoraux après les hernies gangrenées a pu seule faire concevoir la possibilité de mortifier l'éperon sans craindre l'épanchement et la péritonite sur-aiguë. Enfin, la méthode spécifique la plus empirique de toutes, est la manière de traiter certaines maladies à l'aide de moyens reconnus spéciaux pour la curation de ces lésions. Les métrorrhagies sont domptées sûrement par l'ergotine, les symptômes syphilitiques par le mercure ou les préparations d'or, les affections périodiques par le quinquina, et l'ensemble des précautions nécessaires pour la réussite de ces moyens constitue la méthode spécifique.

Il ne faut pas confondre les véritables méthodes thérapeutiques dont nous venons de parler avec d'autres manières d'agir plus ou moins restreintes pendant le traitement, et que l'on appelle aussi des méthodes : telles sont le calcul des probabilités, les modes d'administration de certains remèdes par la voie endermique, l'iatraleptique, enfin les méthodes opératoires. La *méthode numérique*, appliquée à déterminer rigoureusement les avantages des remèdes dans chaque maladie, est un mode vicieux d'appréciation des moyens médicateurs; car, pour opérer mathématiquement, il faut des objets invariables, et les maladies varient à l'infini. Le calcul numérique, tenté en thérapeutique, est une vue erronée de cet esprit étranger au génie de la médecine, qui voudrait y transporter la rigueur et l'inflexibilité des sciences physiques. Sans doute la réussite fréquente d'un agent curateur plaide en faveur de son emploi dans un grand nombre d'autres circonstances semblables; mais comme les cas pathologiques offrent toujours de la diversité, les mêmes ressources, sous les mêmes formes et chez tous les individus, ne conviendraient pas dans les conjonctures en apparence identiques.

L'appareil inamovible, si avantageux en beaucoup de circonstances, ne peut être employé en beaucoup d'autres où il existe une fracture avec plaie, corps étrangers, érysipèle; chez certains individus indociles ou trop éloignés de toute surveillance; lorsque le sujet est fort maigre et que les saillies osseuses sont très-proéminentes. Les irrigations froides, dont les effets ont tant de succès au début du traumatisme, sont contre-indiquées quand l'individu est en même temps atteint d'un catarrhe, d'une pneumonie, d'une péritonite, etc. : ces réflexions sont applicables à la plupart des remèdes. Se laisser donc diriger, dans le traitement des maladies, par l'inflexibilité de calcul mathématique, c'est s'exposer à des insuccès multiples; c'est oublier l'esprit de notre science qui comporte seulement le calcul philosophique ou des probabilités mentales.

Les *méthodes* dites *endermiques* et *iatraleptiques* sont de simples manières d'employer les médicaments par la

voie cutanée, la peau revêtue ou dépouillée préalablement
de son épiderme. Ce dernier mode d'administration des
agents pharmaceutiques a été préconisé par notre célèbre
docteur Chrestien, qui a vanté la voie cutanée pour les
préparations d'or employées en frictions (1). Cette manière
générale de faire parvenir les remèdes dans l'économie
trouvera son application lorsque le tube digestif est irrité,
enflammé ou le siége de spasmes qui rejetteraient les médicaments par les vomissements ou par les selles ; lorsqu'il
existe un état de constriction des lèvres, des mâchoires ou
du pharynx et même du rectum, qui s'oppose à l'introduction convenable des médicaments.

Les *méthodes opératoires* ne doivent pas non plus être
confondues avec les véritables méthodes thérapeutiques,
car elles sont, par rapport à celles-ci, de simples moyens
ou ressources propres à remplir les vues du plan de traitement indiqué par l'état morbide. On entend par méthode
opératoire la manière générale de faire une opération
chirurgicale : ainsi la cystotomie se fait par plusieurs
méthodes, distinguées suivant la direction de l'incision
faite au col ou au corps de la vessie : de là, les tailles
médiane, latéralisée, bi-latéralisée, etc. De même l'amputation comportera plusieurs méthodes, selon la direction
générale donnée à la section du membre : de là, les méthodes circulaire, ovalaire, à lambeau, etc. Ces manières
de pratiquer chaque opération sont susceptibles de modifications secondaires qui ne changent pas d'une façon
capitale la direction de la plaie, mais qui augmentent ou
diminuent un peu les incisions, emploient un plus ou
moins grand nombre d'instruments, ajoutent ou retran-

(1) Recherches sur les préparations d'or. Montpell., 1821.

chent quelques détails : ce sont là des procédés ou modes secondaires de parvenir au but général de la méthode. Ainsi l'abaissement du cristallin est une méthode d'opérer dans la cataracte ; mais l'abaissement peut s'obtenir ou par la dépression, ou par la réclinaison, ce qui forme deux procédés de la même méthode opératoire.

Après avoir saisi les indications thérapeutiques, après avoir apprécié la méthode thérapeutique et les moyens convenables, le médecin doit s'efforcer d'assurer le succès de ses tentatives majeures en combattant les complications , en disposant le sujet de la manière la plus favorable à la réussite. De là découle le précepte de *préparer les malades surtout avant de les soumettre aux grandes opérations chirurgicales.* Vainement lirez-vous dans les écrits de Pouteau (1), qu'*une longue préparation est une longue méditation*, le raisonnement et l'expérience vous montrent tous les jours la nécessité d'une pareille règle thérapeutique. N'est-il pas évident que plus un état pathologique sera simple et plus la guérison est aisée? Si donc vous tentez une opération grave sur un individu atteint de lésions multiples, de complications sérieuses, n'est-il pas probable qu'il se manifestera des accidents?

Je vous l'ai déjà dit, étudiez les motifs des insuccès qui arrivent à certains praticiens dits malheureux, et vous les reconnaîtrez presque toujours dans l'oubli, dans quelques conditions négligées du problème. Examinez, au contraire, la manière d'agir des praticiens appelés heureux, et vous trouverez la cause de leurs succès dans les soins minutieux qu'ils prennent avant de se décider à une opération. Pouteau s'élève même contre l'habitude de

---

(1) OEuvres posthumes, tom. III. pag. 122.

donner un lavement aux individus que l'on se propose de tailler le lendemain ; pour mon compte, j'ai vu l'oubli d'une précaution si simple entraîner la perforation du rectum distendu par les matières fécales, et par suite une fistule recto-vésicale incurable.

Il ne faut pas, sans doute, pousser le précepte des préparations, avant d'entreprendre les opérations, jusqu'à imiter les anciens qui renvoyaient l'exécution de la plupart des opérations au printemps (1). Toutefois il est bon d'avoir égard aux intempéries, et de ne pas entreprendre la taille sus-pubienne, par exemple, pendant un temps froid et variable, ni l'opération de la cataracte sous un ciel orageux (Serre). Nous avons déjà conseillé de retarder de pareilles entreprises quand il règne une épidémie quelconque. « S'il est des opérations qu'il faille pratiquer sur-le-champ et à tout prix, dit le professeur Serre (2), il en est d'autres qu'il est permis, qu'il convient même de différer surtout lorsqu'une épidémie sévit dans un établissement où l'on exerce la chirurgie. Aussi ai-je dû, dès le principe, faire, pour ainsi dire, un temps d'arrêt, et chercher plutôt à pallier les maladies par un traitement interne qu'à les combattre par des moyens chirurgicaux. En suivant cette ligne de conduite, j'ai eu la satisfaction de voir disparaître comme par enchantement l'influence de cette cause puissante de destruction qui avait fait tant de victimes ; et lorsque j'ai été appelé plus tard à pratiquer des opérations qui auraient pu entraîner des accidents mortels, elles ont été d'une simplicité presque sans exemple. »

Aussi Guy-de-Chauliac, Paré, Lapeyronie, Boyer,

---

(1) Celse, de la médecine, pag. 211, édit encyclop.
(2) Compte-rendu de la clinique. Montpell., Novemb. 1840, p. 4.

Pelletan, Dupuytren, Delpech, Fages et les plus grands praticiens, conseillent-ils de garder pendant quelque temps les malades dans les hôpitaux afin de les acclimater ; car le séjour des salles éprouve et trouble souvent plusieurs individus. Ainsi l'état de grossesse, de parturition récente, de menstruation, est un motif d'attendre et de donner un régime doux avant de se livrer à aucune tentative manuelle. A l'Hôtel-Dieu de Lyon, M. le docteur Bonnet opère du strabisme une fille qui avait ses règles ; les menstrues se suppriment en peu d'heures, et une des plus violentes ophthalmies survient (1).

Avant de tenter la réduction du prolapsus ou de l'adhésion de la matrice, Sabatier préparait le succès de l'opération par les bains, les émollients, les saignées (2). M. Flaubert ne veut pas qu'on opère un individu atteint de diarrhée qui doit accroître la diminution des forces qu'entraîne tout traitement ultérieur (3).

C'est à la préparation attentive des malades avant les opérations, que les praticiens de Montpellier ont dû leur grande célébrité. Parlant des succès du professeur Méjan, le professeur Dugès dit (4) : « c'est un fait religieusement conservé dans les souvenirs de sa famille, que, sur quatre-vingt-deux opérations de taille, il a sauvé quatre-vingts personnes. Et ce n'est pas seulement à un choix intéressé des sujets qu'il a dû ces avantages, leur grand nombre le prouve assez ; ce n'est pas seulement non plus à la dextérité particulière qu'il montrait dans

---

(1) Traité des sections tendineuses, pag. 132.
(2) Médecine opératoire, tom. I, in-12.
(3) Dissert. sur la man. cond. les malades, etc., pag. 27.
(4) Éloge de Méjan, Poutingon, etc. Montpell., 1836, pag. 10.

cette opération, c'est encore aux soins avec lesquels il préparait ses malades, et à tous les menus détails auxquels il donnait une attention soutenue, soit avant, soit après, soit durant l'opération même. Peut-être, en effet, nos contemporains se sont-ils trop complètement affranchis de ces soins; peut-être l'indifférence qu'ils montrent généralement pour ces préliminaires auxquels nos pères attachaient tant de prix, est-elle assez souvent funeste aux malades. »

Quelles que soient la dextérité et l'expérience d'un médecin, il n'est pas toujours prêt à pratiquer toutes les grandes opérations, lorsqu'il y est obligé tout à coup; il est des opérations minutieuses qui exigent un souvenir fidèle des rapports anatomiques et des soins manuels et particuliers qu'elles réclament. Aussi les plus habiles chirurgiens avaient-ils l'habitude de s'exercer aux grandes opérations, tant qu'il leur était possible de le faire, avant de les pratiquer sur l'homme vivant. Cette précaution, qui peut surprendre beaucoup de personnes quand il s'agit de médecins justement renommés, est cependant fréquemment essentielle et a souvent une grande part dans les résultats du traitement. Ayant à faire une grave opération, l'illustre Desault s'y exerçait toujours d'avance, comme le faisait plus tard Dupuytren. Un jour que Desault s'adonnait à ces essais dans l'amphithéâtre, et devant des élèves et des médecins étrangers, certains des assistants manifestèrent de l'étonnement de cette précaution de la part d'un chirurgien si célèbre. Saisi alors d'un juste ressentiment: vous êtes étonnés, s'écrie Desault, de me voir exercer ainsi à une si grande opération ! Mais ne savez-vous pas que, tous les jours, les histrions se livrent à des études longues avant de venir vous amuser sur la scène, et vous trouvez surprenant que je me prépare aussi quand

il s'agit d'une entreprise d'où dépend la vie d'un de vos
semblables !

ARTICLE TROISIÈME.

Des moyens thérapeutiques.

« Les maladies chirurgicales, dit le professeur Guy-de-
Chauliac (1), demandent trois sortes de remèdes ; savoir :
le régime, les médicaments convenables et les opérations
manuelles. » Les opérations sont, en effet, des ressources
extrêmes et passagères, tandis que les médicaments et le
régime constituent les moyens les plus usuels de toute la
thérapeutique. Les anciens accordaient une grande importance au régime dans le traitement de toutes les maladies, et, il faut l'avouer, beaucoup de lésions chroniques surtout reçoivent l'influence la plus avantageuse du
régime et des soins de l'hygiène. La quantité et la qualité
des aliments convenables, le moment où il faut les accorder, les suspendre ou les diminuer, sont autant d'objets fort utiles aux succès cliniques. Trop souvent des
accidents ont lieu pendant le traitement par suite d'écarts
de régime. En d'autres cas, il faut donner des aliments
toniques, analeptiques, pour soutenir les forces épuisées
par une suppuration longue, une cicatrisation pénible,
une élimination difficile.

Éloigner les circonstances qui ont pu concourir à la
production de la maladie, placer le sujet dans un milieu
sain et favorable à la solution prompte et heureuse, tel
est le but de l'hygiène dont on applique tous les jours les

(1) Grande chirurgie, 1363, pag. 10.

préceptes. Renouveler l'air des salles d'hôpital, y entretenir une extrême propreté, procurer aux malades le repos et la tranquillité de corps et d'esprit, ce sont là des soins que l'on doit prendre habituellement. Que n'aurais-je pas à dire touchant les précautions à employer pour ménager la susceptibilité morale des malades et cette *médecine du cœur*, comme l'appelle Marc-Antoine Petit! Il serait à désirer, par exemple, que l'on pût éloigner les opérés les uns des autres, afin de leur éviter les appréhensions réciproques et incessantes causées par leurs rapports, par leurs souffrances, par les accidents graves ou mortels qui arrivent à certains d'entre eux.

L'action des médicaments constitue une ressource la plus ordinaire et souvent la plus importante du traitement des maladies chirurgicales : les lésions scrofuleuses, syphilitiques, dartreuses, rhumatismales, etc., réclament plus fréquemment l'emploi des substances pharmaceutiques que des opérations manuelles. Les engorgements divers, les altérations cutanées, la carie, les spasmes, les douleurs, etc., demandent ordinairement l'administration de remèdes internes, tandis que les topiques sont bien des fois accessoires au traitement. Dans les cas nombreux où les moyens locaux et les opérations sanglantes sont indispensables, l'hygiène, la diététique et la matière médicale fournissent toujours des adjuvants précieux, continuent et assurent le succès des entreprises chirurgicales. Après avoir pratiqué la ligature d'un tronc artériel, il faut avoir recours au régime, aux soins hygiéniques, enfin aux médicaments, pour favoriser et permettre la guérison d'un fongus hœmatode, d'un anévrysme, etc.

S'agit-il d'une tumeur gommeuse suppurée? le bistouri évacue la matière pathologique, mais les médicaments internes sont seuls capables de guérir le sujet et la lésion locale. Alors l'administration des mercuriaux, des iodurés ou des préparations d'or, demande une attention et une expérience éclairées, afin de choisir l'espèce de succédané convenable au cas actuel, et de graduer les doses du remède suivant la constitution du sujet. « C'est spécialement au traitement des maladies syphilitiques chroniques et invétérées, dit le célèbre doct. Chrestien (1), que s'applique la nécessité de varier ce mode d'administration des préparations d'or. En effet, employées avec parcimonie chez des sujets peu excitables, ou elles produisent très-lentement la cure, ou ne l'opèrent qu'incomplètement, et c'est ici le défaut; ou bien elles le font avec profusion chez des sujets irritables ou déjà irrités, et déterminent des effets qui rendent difficile l'éradication du mal essentiel, et c'est ici l'excès. » Cette règle thérapeutique convient à l'emploi des narcotiques, des antispasmodiques, des évacuants et de tous les médicaments.

Le troisième ordre de moyens chirurgicaux se compose des topiques et des opérations mécaniques. Les *topiques* sont des moyens thérapeutiques divers appliqués à la surface d'un corps, dont l'effet principal semble se borner à la partie altérée. Les lotions, les onguents, les emplâtres, les suppositoires, les bains, les douches, les fumigations, les frictions, les corps qui agissent par leur température, les attractifs, les exutoires, etc., sont dans ce genre. Ces remèdes amènent *secondairement* ou une modification de l'économie entière, comme le froid, l'électricité, les exutoires même, ou bien un changement local, comme ces mêmes moyens en plusieurs cas, les

---

(1) Recherch. sur les préparat. d'or, etc. Montpell., 1821, p. 97.

cataplasmes, les cérats, les frictions et la plupart des agents du même ordre.

Il est encore deux autres modes d'agir des remèdes dont nous parlons : *la dérivation* et *la révulsion*. Lorsqu'une fluxion est vague ou imminente, lorsqu'une inflammation est encore commençante, il est possible d'arrêter le mal ou de détourner le travail pathologique du lieu menacé. Alors il faut avoir recours à des remèdes capables d'attirer loin de l'organe menacé la fluxion ou la phlogose : de là l'utilité des lavements laxatifs, des sangsues à l'anus, des sinapismes ou des vésicatoires aux membres ; enfin des topiques appliqués loin de la sphère d'innervation, de circulation de la région menacée. Mais dès que le travail local est établi, qu'il a dégradé ce tissu et produit de l'engorgement, du ramollissement, de la suppuration, etc., alors les révulsifs sont peu avantageux, et, selon la remarque de Barthez (1), il convient d'avoir recours aux topiques placés autour de l'organe altéré, de manière à troubler et à faire dévier la fluxion et l'action morbide. Mais il faut, en tous ces cas, que le travail établi par l'art, loin ou près du lieu malade, l'emporte sur les lésions spontanées, soit par leur intensité, soit par leur durée, d'après le profond aphorisme d'Hippocrate que j'ai rappelé précédemment.

Malgré l'emploi sagement combiné des moyens de l'hygiène, de la diététique, de la matière médicale et des topiques eux-mêmes, toutes les maladies chirurgicales sont loin de disparaître. Il est trop souvent nécessaire de recourir aux opérations mécaniques, c'est-à-dire à l'action de la main armée ou non armée d'instruments. Celse

_____

(1) Mém. sur le trait. des fluxions. Montpell., 1816, in-8º.

avait classé les opérations chirurgicales, d'après leur mode
principal d'action, en quatre groupes appelés *diérèse*,
synthèse, *exérèse* et *prothèse*. Cette division, admise pendant
plusieurs siècles, et défendue entre autres par Dionis (1)
et Boyer, présente cependant de grands défauts : elle ne
comprend pas toutes les opérations ; aussi a-t-on été obligé
d'y ajouter la *diarthrose* qui rassemble les diverses restaurations des difformités. Cette classification ne peut convenir
aux opérations complexes où l'on produit la division et
l'extraction, la réunion des parties, et même la prothèse ; ces opérations composées sont même les plus fréquentes. Férein rangeait toutes les opérations en huit
classes ; Callisen, Sabatier, Boyer et leurs successeurs,
préfèrent l'ordre des maladies et des régions du corps sur
lesquelles on a porté la main et l'instrument. On pourrait,
ce nous semble, réunir toutes les tentatives chirurgicales
dans les classes suivantes : 1° Les *réunions* ; 2° les *divisions*,
où se trouvent les dilatations ; 3° les *ablations*, où se
placent l'extraction et l'amputation ; 4° les *restaurations* ;
5° les *prothèses* ; 6° la *compression* ; 7° l'*exploration* ; 8° les
injections. Cette division n'est pas sans doute à l'abri de
tout reproche ; néanmoins elle nous paraît comprendre
presque toutes les opérations, en les classant d'après
leur principal mode d'agir.

Terminons ce que nous avons à dire à cet égard par
quelques préceptes généraux. Il faut d'abord considérer
les opérations sanglantes comme des ressources extrêmes,
et tenter tous les autres moyens, afin d'éviter les mutilations. Dans l'École de Montpellier, la chirurgie conser-
vatrice et restauratrice a toujours été préférée à celle qui

---

(1) Cours d'opérations, etc.; 8ᵐᵉ édit., 1782, tom. I, pag. 5.

retranche les parties du corps. « Convaincus, dit à ce sujet le professeur Estor (1), que l'art qui conserve est bien plus l'art que celui qui enlève, les praticiens de Montpellier s'efforcent d'éviter les mutilations, ou de les rendre aussi peu considérables que possible. »

Un second précepte très-important à suivre dès qu'une opération devient nécessaire, c'est de ne point se presser dans son exécution, et de ne pas attacher quelque mérite à retrancher lestement un membre, par exemple, mais d'agir avec sûreté dans ses mouvements et simplicité dans ses moyens. Il convient encore de ne pas accorder une grande valeur aux procédés infinis que les archives de la science nous présentent pour remplir le but d'une méthode opératoire. Sans doute ces modifications opératoires ont leur utilité en certains cas, mais comme chaque fait est susceptible d'un nouveau procédé, c'est au jugement du praticien qu'il faut réserver ces changements accessoires. On doit, du reste, en être bien persuadé, dans les opérations, comme dans la matière médicale ; lorsqu'il existe un très-grand nombre de moyens pour un même cas, il est généralement certain qu'aucun d'eux n'a une valeur solide, et cette richesse apparente cache le plus souvent une pauvreté réelle de notre art.

Enfin, malgré tous les secours de l'hygiène, de la diététique, de la pharmaceutique et des opérations, il s'offre trop de fois des maladies incurables, par suite de l'étendue des désordres organiques, de la nature du mal, de la détérioration du corps ou de l'impuissance de la thérapeutique. En ces cas même, le rôle du praticien n'est pas inutile ; il peut souvent diminuer les souffrances,

(1) Discours sur l'histoire et la philosop., etc., pag. 31.

retarder les progrès du mal, soutenir l'espoir du sujet, et faire oublier par moments la terminaison fatale et inévitable : « La médecine, disait, en effet, le professeur Bérard, est un art qui guérit quelquefois, soulage souvent, console toujours. »

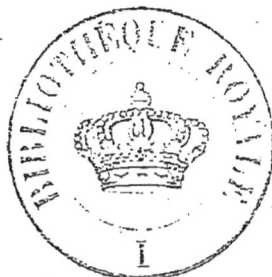